C.H.BECK WISSEN

in der Beck'schen Reihe

Allergische Erkrankungen nehmen weltweit zu. Allein in Deutschland umfaßt die Gruppe der Allergiekranken inzwischen rund 23–30 Millionen Menschen, darunter erschrekkend viele Kinder und Jugendliche. So vielfältig die Ursachen für eine allergische Erkrankung sein können – von der individuellen genetischen Veranlagung bis hin zu den allergieauslösenden Substanzen, Nahrungsmitteln und Mikroorganismen –, so stehen wir ihr doch glücklicherweise nicht mehr hilflos gegenüber.

Dieses Buch erläutert die unterschiedlichen Allergieformen und ihre Auslöser, beschreibt die wichtigsten Behandlungsmethoden und erläutert, wie man sich vor Allergien schützen kann. Ein Anhang mit den Adressen von Beratungsstellen und Selbsthilfeverbänden ergänzt das Buch.

Prof. Dr. *Lothar Jäger*, Facharzt für Allergologie und Immunologie, leitete das Institut für Klinische Immunologie des Klinikums der Friedrich-Schiller-Universität in Jena.

Lothar Jäger

ALLERGIEN

Ursachen, Therapien, Vorbeugung

Verlag C.H.Beck

Mit 15 Abbildungen und 9 Tabellen

Die Deutsche Bibliothek – CIP-Einheitsaufnahme

Jäger, Lothar:
Allergien : Ursachen, Therapien, Vorbeugung /
Lothar Jäger. – Orig.-Ausg. – München : Beck, 2000
(C. H. Beck Wissen in der Beck'schen Reihe ; 2140)
ISBN 3 406 44740 6

Originalausgabe
ISBN 3 406 44740 6

Umschlagentwurf von Uwe Göbel, München

Gesamtherstellung: C. H. Beck'sche Buchdruckerei, Nördlingen
Printed in Germany

www.beck.de

Inhalt

1. Einleitung

„Allergie“ oder „allergisch“ gehören zu jenen Begriffen, die in besonderem Maß auch außerhalb der Medizin angewendet werden. Man ist nicht nur „allergisch“ gegenüber Medikamenten, Nahrungsmitteln, Gräserpollen oder Hausstaub – man kann auch „allergisch“ gegenüber anderen Personen oder selbst gegenüber Verhaltensweisen sein. Der Begriff „Allergie“ ist zudem oft mit Angst besetzt – nicht zuletzt durch unqualifizierte Interpretationen in der Tagespresse. Allergische Erkrankungen sind in den letzten Jahren häufiger geworden – nicht selten verbunden mit Verlust an Lebensqualität (z. B. durch Asthma) oder gar bedrohlichen Reaktionen (z. B. bei Insektengift- oder Nahrungsmittelallergien). Ist es aber berechtigt, die Angst zu schüren, daß der Zeitpunkt errechnet werden könne, wann jeder zum Allergiker geworden ist, oder die Allergien als die Erkrankungen des 21. Jahrhunderts zu apostrophieren?

Dieses Bändchen soll den interessierten Laien – vor allem den Betroffenen – darüber informieren, was man heute über Allergien weiß, wie sie entstehen, wodurch sie ausgelöst werden, wie man sie feststellen kann, welche Behandlungsmöglichkeiten es gibt und ob man sie vermeiden kann. Auch ein Ausblick über die „Perspektiven“ der allergischen Erkrankungen soll nicht fehlen.

Allergien sind keine Erkrankung der Neuzeit oder gar der Gegenwart. Entsprechende Hinweise lassen sich weit zurückverfolgen – zumindest bis zu den Ärzten der griechischen Antike, möglicherweise bis in das Ägypten der Ramesiden. Ein Papyrus informiert darüber, daß Pharao Menes im Jahre 1641 v. Chr. nach einem Insektenstich verstarb. Auch heute noch ist die Insektengiftallergie (ausgelöst vor allem durch Bienen und Wespen) durch solche Ereignisse belastet. Im Jahre 375 v. Chr. erwähnt der griechische Philosoph und Arzt Hippokrates, daß Atemnot und Hautausschläge nach Ziegenmilch und Käse auftreten können. Das Mittelalter bietet zahlreiche interessante Informationen, die wir heute als Allergie deuten können. Thomas Moore teilte mit, daß Richard III. nach Erdbeeren einen Hautausschlag hatte (eine Beobachtung, die auch von Shakespeare verwendet wurde). Andere berichteten über massive Reaktionen auf Rosen (Kontakt oder auch schon der Duft). Ein Kardinal war dadurch so belastet, daß er Besucher von der Wache durchsuchen ließ, ob sie Rosen bei sich führten. Bei anderen wiederum traten ungewöhnliche Reaktionen auf nach Kontakt mit Katzen, Pferden, Bettfedern, aber auch nach Genuß von Eiern und Fisch. Ein neues Kapitel der Allergologie schlug B. Ramazzini 1713 auf – die Auslösung von Allergien durch berufliche Kontakte. Er beschrieb, daß es in der Landwirtschaft durch Kontakt mit Getreide zu Husten und Atemnot kommen kann.

Aber alles dies waren meist Einzelbeobachtungen bzw. vereinzelte Fälle. Der englische Arzt Elliotson trug 1831 28 Fälle von Heuschnupfen zusammen. Durch die gründliche Beobachtung kam er zu der Vermutung, daß Pollenkörner die Ursache seien. Er fand auch, daß dieser „Katarrh" nicht etwa bei Bauern, sondern in den „gehobenen Schichten" auftrat. Damals waren 28 Patienten etwas sehr Außergewöhnliches, heute leiden 10–20 % der Bevölkerung an dieser Allergie.

Eine wissenschaftliche Auseinandersetzung mit der Allergie begann erst am Beginn des 20. Jahrhunderts – sowohl in der Klinik als auch im Experiment. In dieser Zeit beschäftigte sich der Wiener Kinderarzt C. von Pirquet mit den Nebenwirkungen der damals entwickelten schützenden Antiseren (z.B. gegen Diphtherie) und wies nach, daß die Nebenwirkungen, die man als „Serumkrankheit" bezeichnete, Ausdruck einer veränderten Reaktionslage des Organismus sind. Ähnliches zeigte sich auch bei der Tuberkulose im Verlauf der Erkrankungen. Für diese veränderte Reaktionslage prägte er den Begriff „Allergie" (von griech.: *allos* = anders und *ergon* = Reaktion). Mit fortschreitenden Erkenntnissen wurde diese Definition dahingehend präzisiert, daß es sich bei der Allergie um eine überschießende Reaktionsbereitschaft auf immunologischer Basis handelt.

Um die Jahrhundertwende stieß auch die experimentelle Forschung auf das Phänomen „Allergie". Es war die Zeit, in der die Impfung ihren Siegeszug begann. Die beiden französischen Forscher Richet und Portier untersuchten, ob man Hunde gegen das stark wirkende Gift der Seeanemone impfen könne. Sie injizierten zuerst eine nicht tödliche Dosis des Giftes und wiederholten dies mehrfach, um eine entsprechende Schutzreaktion durch Antikörper anzustoßen. Statt des erhofften Schutzes mußten sie feststellen, daß bei den Tieren eigenartige Kreislaufreaktionen auftraten, die sich eindeutig von den Giftwirkungen unterschieden. Statt des erwarteten Schutzes (griech.: *phylaxe*) waren sie schutzlos. So prägten sie den Begriff „Anaphylaxie". Erst nach kontroversen Diskussionen erkannte man, daß diese Anaphylaxie das experimentelle Gegenstück zur klinischen Allergie war. In der Folgezeit zeigte sich, daß diese ungewöhnliche Reaktionsbereitschaft mit Blut bzw. Serum übertragen werden konnte.

Die klinische Erforschung ging vom klassischen Beispiel, dem Heuschnupfen bzw. der Pollenallergie, aus. Den exakten Nachweis, daß er nicht durch „Heu", sondern durch Pollen ausgelöst wird, verdanken wir dem englischen Arzt Ch. Blackley (1873–1880). Von den Engländern L. Noon und J. Freeman wurde auf dieser Basis 1911 eine Diagnostik und Therapie entwickelt, die auch heute im Prinzip noch Bestand hat. Sie injizierten einen Pollenextrakt in die Haut und lösten damit die typische Quaddel aus (Hauttest). Sie brachten Pollenkörner auf die Bindehaut und provozierten so eine vorübergehende allergische Reaktion (Provokationstest). Sie versuchten schließlich, den Patienten unempfindlich zu machen, indem sie Pollenextrakt in allmählich steigenden Dosen injizierten (Desensibilisierung). Ihre Vorstellung, daß in den Pollen ein Giftstoff (Toxin) enthalten sei, stimmte zwar nicht – aber die Behandlung war erfolgreich. In der Folgezeit wurden diese Erkenntnisse auch auf andere Ursachen von Allergien übertragen.

Einen weiteren Fortschritt brachten die Untersuchungen der Deutschen Prausnitz und Küstner (1921). Küstner hatte eine Fischallergie. Sie übertrugen sein Blutserum durch Injektion in die Haut von Prausnitz. An der so präparierten Hautstelle konnte durch die nachfolgende Injektion eines Fischextraktes ebenfalls die typische Quaddel ausgelöst werden. Dies war der erste Beweis dafür, daß auch beim Menschen eine Allergie durch das Serum übertragen werden konnte. Bald wurde vermutet, daß es sich um Antikörper handelte. Die Suche danach sollte aber sehr mühsam sein, weil diese Antikörper, wie wir heute wissen, nur in äußerst geringen Mengen vorhanden sind – in einem Liter Blut nur etwa 0,1g. Ihr Nachweis gelang völlig unabhängig voneinander dem Japaner K. Ishizaka und dem Schweden G. Johansson. Diese Antikörper erhielten die Bezeichnung Immunglobulin E (IgE). Damit waren die immunologische Basis der Allergien entdeckt und die Voraussetzung für eine exakte Erforschung geschaffen.

In der Folgezeit zeigte sich, daß es neben der bisher geschilderten IgE-vermittelten Allergie – oder Typ-I-Allergie – weitere Formen der Allergien gibt, die entweder durch andere Antikörper oder durch Immunzellen ausgelöst werden. Auf sie wird an anderer Stelle einzugehen sein (s. S. 19f.). Wesentliche Fortschritte der Allergieforschung der letzten beiden Jahrzehnte betreffen

- die Identifizierung und Charakterisierung der eigentlichen allergieauslösenden Moleküle in dem meist sehr komplex zusammengesetzten biologischen Material,
- die Verbesserung der diagnostischen Möglichkeiten,
- die Identifizierung der Mechanismen, die zur vermehrten Produktion der IgE-Antikörper bei Allergikern führen – ein wichtiger Ansatzpunkt für die Behandlung,
- die Entwicklung wirksamerer Medikamente,
- die zunehmende – noch nicht ganz befriedigende – Identifizierung der zugrundeliegenden Erbfaktoren.

Manche Mißverständnisse resultieren daraus, daß auch heute noch unterschiedliche Begriffe verwendet werden: Dieses Bändchen handelt von „allergischen Erkrankungen“, dies sind Erkrankungen, die durch eine überschießende Immunreaktion verursacht werden (z.B. Heuschnupfen, Asthma, Ekzem). Ohne Kontakt zu „seinem“ Allergen ist der Betreffende beschwerdefrei. Die gesteigerte Reaktionsfähigkeit bleibt aber bestehen – er ist weiterhin „allergisch“ bzw. „sensibilisiert“. Die gelegentlich gebrauchte Begriff „Atopie“ (von griech.: *a* = weg, *topos* = Ort, d.h. „verrückt“ im übertragenen Sinne) beschreibt ganz allgemein die Bereitschaft zu allergischen (hier speziell IgE-vermittelten) Reaktionen – bezogen auf die einzelne Person (*atopische Diathese*) wie auch auf die betreffende Familie oder die betreffenden Bevölkerungsquerschnitte. Es ist tatsächlich „verrückt“, daß sie auf Lebensmittel oder lebensnotwendige Medikamente reagieren.

Der Begriff „Überempfindlichkeit“ ist hingegen allgemeiner gefaßt und bezeichnet jede überschießende Reaktion, ohne daß das Immunsystem beteiligt sein muß. Manchmal sind die Symptome einer solchen nichtallergischen Reaktion so typisch, daß man von einer „Pseudoallergie“ spricht (z.B. manche Arzneimittel-Unverträglichkeit).

2. Allergie – Folge eines fehlprogrammierten Immunsystems

Das Immunsystem ist lebensnotwendig. Dies beweist nicht zuletzt der dramatische Verlauf der AIDS-Erkrankung, bei der die Immunabwehr durch die Infektion mit dem HI-Virus zunehmend beeinträchtigt wird und der Patient letztlich nicht mehr der Infektionen Herr wird und daran verstirbt. Ähnliches war zuvor vor allem Kinderärzten als Folge angeborener Immundefekte bekannt. Neben der Abwehr von Infektionen ist das Immunsystem offensichtlich auch bedeutsam für die Abwehr von Krebszellen. Eine solche Abwehrfunktion ist nur effektiv, wenn

- das Immunsystem „körpereigen“ und „körperfremd“ (bzw. entartet) unterscheiden kann und
- die körperfremden Strukturen (*Antigene*) einen Mechanismus in Gang setzen, der letztlich zu ihrer Zerstörung und Beseitigung führt.

Die Fähigkeit, körpereigen und körperfremd zu unterscheiden, lernt das Immunsystem vor allem während der frühkindlichen Entwicklung in der Schwangerschaft. Alle Zellen, die körpereigene Strukturen angreifen könnten, werden eliminiert. Damit bleiben nur jene übrig, die gegen körperfremde Strukturen gerichtet sind. In Wirklichkeit sind die Prozesse etwas komplizierter und keineswegs mit der Geburt beendet, dies ändert jedoch nichts an der grundsätzlichen Aussage. Kommt es zu Störungen dieser „Selbsterkennung", kann sich eine „Autoimmunerkrankung" entwickeln. Bei Allergien ist diese Differenzierung intakt. Die Allergie richtet sich ausnahmslos gegen Substanzen, die von außen in der Körper dringen – also körperfremde Strukturen –, aber in einer unangemessenen, überschießenden Weise.

2.1 Was ist ein Antigen, und wie wird es erkannt?

Antigene sind Strukturen (meist Eiweiße), die in der Lage sind, das Immunsystem zu aktivieren und eine gegen sie gerichtete Antwort auszulösen. Diese Immunantwort entwickelt sich in einer Kette von Einzelschritten. Sie sollen erläutert werden, da sich hier ein Schlüssel für das Verständnis von Allergien findet. Das Antigen – in Zusammenhang mit Allergien spricht man auch vom *Allergen* – gelangt meist durch die Schleimhaut in den Organismus. Selten durchdringt es die äußere Haut. Noch seltener gelangen sie unter Umgehung von Haut oder Schleimhaut direkt in den Organismus (z.B. Insektenstiche, Injektionen von Medikamenten). Die körperfremden Substanzen werden von speziellen Freßzellen aufgenommen, die sich vor allem an den genannten Grenzflächen des Organismus finden. Sie transportieren diese fremden Substanzen in die entsprechenden Lymphknoten der Lunge, des Magen-Darm-Kanals, der Arme, Beine usw. Die Zellen fressen nicht nur die fremden Strukturen. Sie verarbeiten diese auch in einer Weise, daß Bruchstücke von 12–15 Aminosäuren entstehen. Diese Bruchstücke „präsentieren" sie den eigentlichen Immunzellen in den Lymphknoten als Signal einer körperfremden Substanz. Aus diesem

Grund werden diese speziellen Freßzellen auch als „antigenpräsentierende Zellen", APC, bezeichnet.

Lymphozyten sind kleine, runde Zellen. Obwohl sie unter dem Mikroskop keine Unterschiede erkennen lassen, haben sie doch sehr unterschiedliche Funktionen in den Immunreaktionen. Bei einem Teil von ihnen handelt es sich um Vorläufer jener Zellen, die später massenhaft Antikörper produzieren (s. unten) – die sog. B-Zellen. Den größeren Teil der Lymphozyten machen die T-Zellen aus, die ihre Reifung im Thymus erfahren. Innerhalb der letzten Gruppe kann man wiederum unterscheiden zwischen

- T-Helfer-Zellen, deren Hauptfunktion die Förderung des Immunprozesses ist, und
- T-Abwehr-Zellen (auch zytotoxische, d.h. zellzerstörende Zellen), die unmittelbar in die Abwehr z.B. von Virus- oder Pilzinfektionen, aber auch Tumorzellen einbezogen sind.

Die Information, die die antigenpräsentierenden Zellen weitergeben, gelangt in die T-Helfer-Zellen. Jede dieser Zellen trägt spezifische Rezeptoren, die nur ein ganz bestimmtes Signal aufnehmen können. APCs und T-Helfer-Zellen tasten einander ab, bis vermitteltes Signal und Rezeptor zusammenpassen. Dann wird die T-Helfer-Zelle aktiviert und beginnt Botenstoffe für andere Zellen zu produzieren. Diese Hilfe kann Abwehr-T-Zellen aktivieren, aber auch B-Zellen. Im letzteren Fall werden dann die zum Antigen passenden Antikörper produziert. Je nach Art der Aktivierung der Helferzellen werden unterschiedliche Arten von Antikörpern produziert, u.a. auch die für die Allergie so bedeutsamen IgE-Antikörper.

2.2 Antikörper als Träger immunologischer Schutzfunktionen

Antikörper sind spezifische Abwehrstoffe des Immunsystems. Sie bestehen meist aus vier Proteinketten, die sich zu einer Y-Form zusammenlegen. An den beiden Armen finden sich gewissermaßen die Hände, mit denen sie das Antigen ertasten (antigenbindende Bereiche). Jeder Antikörper kann sich nur an ein ganz spezielles Antigen binden – genauer gesagt an einen seiner Form entsprechenden Bereich des Antigens (*Epitop*). Die übrigen Bereiche des Antikörpermoleküls sind als Träger unterschiedlicher Abwehrfunktionen bedeutsam, so z.B.

- für die Bindung an Abwehrzellen, die auf diese Weise immunologisch „armiert" werden,
- für die Aktivierung von Abwehrstoffen, die Zellen oder Bakterien auflösen, aber auch Entzündungen auslösen können (Komplement),
- für den Transport der Antikörper an die Schleimhautoberfläche (IgA-Antikörper) und damit an die vorderste Front.

Auf Grund der unterschiedlichen Strukturen teilt man die Antikörper in die Immunglobulinklassen (Ig) A, G, M, D und E ein. Für die Auslösung einer Allergie sind vor allem IgE-Antikörper bedeutsam.

In ihrem Zusammenwirken stellen die verschiedenen Antikörper einen wirksamen Schutz dar. Er beginnt an der Schleimhautoberfläche durch IgA. In der Blutbahn und den Geweben finden sich vor allem IgG- und IgM-Antikörper. IgE findet sich im Blut, besonders reichlich aber in den Schleimhäuten. Einzeln oder im Zusammenwirken können Antikörper vor allem Bakterien abtöten oder deren Gifte neutralisieren. IgE-Antikörper sind vor allem an der Abwehr von Würmern und Parasiten beteiligt.

Eine zweite immunologische Abwehr basiert auf den bereits erwähnten T-Abwehr-Zellen (T-Effektor-Zellen). Ähnlich wie die Antikörper binden sie sich spezifisch an entsprechende Antigenbereiche. Die so gebundene T-Abwehr-Zelle entfaltet ein besonders hohes zellzerstörendes Potential, wenn sich das Antigen an der Oberfläche von Krankheitserregern oder Zellen findet. Sie ist besonders wirksam in der Abwehr von Virusinfektionen (Zerstörung virusbefallener Zellen) und Pilzinfektionen – offensichtlich aber auch für die Abwehr von Tumoren.

In welche Richtung sich die durch das Antigen ausgelöste Immunantwort entwickelt, hängt von der Vermittlung der sogenannten T-Helfer-Zellen ab – genauer gesagt davon, wie sie den durch die APCs vermittelten Antigenkontakt beantworten.

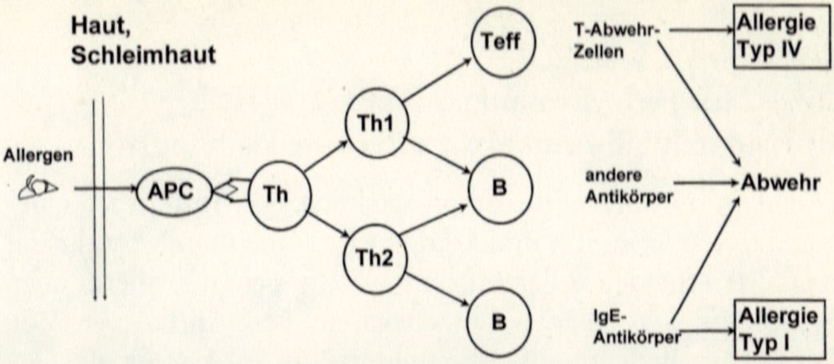

Abb. 1: Immunologische Folgen des Allergenkontaktes (APC = antigenpräsentierende Zelle; Th = T-Helfer-Zelle; Teff = T-Abwehr-Zelle; B = B-Zelle)

Für die zelluläre Abwehr sind vor allem jene Helferzellen bedeutsam, die durch ihr spezielles Spektrum an Botenstoffen die T-Abwehr-Zellen aktivieren (T-Helfer-Zellen des Typs 1; Th1). Th2-Zellen fördern u.a. die Produktion von IgE-Antikörpern und damit unter anderem auch Allergien. Auch diese Antikörper haben – wie erwähnt – Abwehrfunktionen, die offensichtlich unter unseren hygienischen Bedingungen nicht so vordergründig in Erscheinung treten. Wir kennen sie deshalb vor allem als Ursache der häufigsten Form einer Allergie.

Diese Abfolge von Schritten – vom Antigen/Allergenkontakt bis zur Produktion entsprechender Antikörper bzw. der Vermehrung spezifisch reaktionsfähiger Effektorzellen – wird als Sensibilisierung bezeichnet (Abb. 1). Am Ende ist der Betreffende geschützt (immun) oder reaktionsfähig im Sinne einer Allergie – in jedem Fall ist er klinisch gesund. Kommt es zu erneutem Kontakt mit Krankheitserregern, zeigt sich, daß er geschützt ist. Kommt es nach der Produktion von IgE-Antikörpern hingegen zu erneutem Allergenkontakt, manifestiert sich die Allergie – zuerst und vor allem dort, wo das Allergen Kontakt zu den IgE-Antikörpern hat – in erster Linie in den Schleimhäuten der Atemwege und des Magen-Darm-Kanals.

2.3 Allergische Reaktionen

2.3.1 Allergische Reaktion des Typs I (durch IgE-Antikörper ausgelöste Reaktion)

Hat eine sensibilisierte Person reichlich IgE-Antikörper einer bestimmten Spezifität und kommt es zu erneutem Kontakt mit dem betreffenden Allergen, entwickeln sich die allergischen Symptome: Das Allergen bindet sich an diese Antikörper. Von besonderer Bedeutung ist die Bindung an Antikörper, die sich an der Oberfläche bestimmter Zellen (Mastzellen, basophile Granulozyten) befinden. Diese Zellen sind dadurch gekennzeichnet, daß sie reichlich Botenstoffe gespeichert haben bzw. solche rasch produzieren.

Der entscheidende Reiz ist die Vernetzung der Antikörper an der Oberfläche. Auf diesen Reiz hin kommt es zur Entleerung der Botenstoffspeicher bzw. zur Neuproduktion (Abb. 2). Ein sehr wichtiger Botenstoff ist das *Histamin*: Es erweitert die Blutgefäße, läßt Blutflüssigkeit (*Plasma*) aus der Blutbahn in

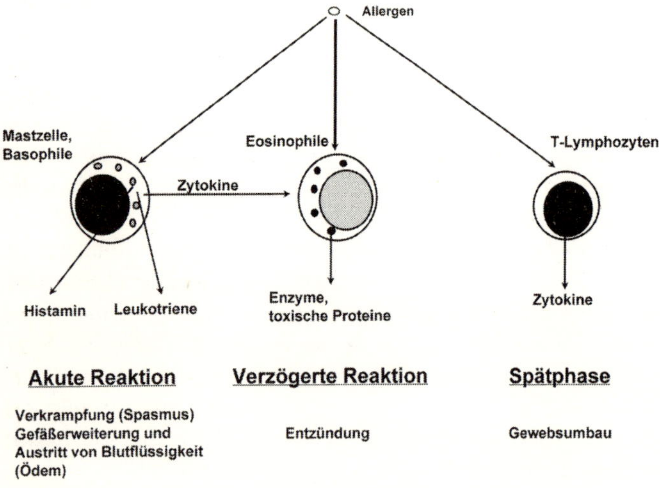

Abb. 2: Ablauf der allergischen Reaktion unter Beteiligung von Mastzellen, Eosinophilen und T-Lymphozyten

das Gewebe übertreten, führt zu Verkrampfungen der glatten Muskulatur, löst Juckreiz aus und läßt den Blutdruck absinken. Auf diese Weise könnte es nahezu alle allergischen Erscheinungen erklären. Lange Zeit glaubte man, daß man mit dem Histamin die Ursache der Allergie gefunden hatte. Dazu paßt, daß man mit Medikamenten, die die Histaminrezeptoren – und damit die Histamineffekte – blockieren (*Antihistaminika*), z.B. den Heuschnupfen recht gut behandeln kann. Bei anderen Allergien läßt die Wirksamkeit viele Wünsche offen. Dies fand seine Erklärung dadurch, daß zunehmend weitere Botenstoffe identifiziert wurden mit z.T. ähnlichen Effekten (z.B. *Leukotriene*). Da sie erst auf den Allergenreiz hin synthetisiert werden, tritt ihre Wirkung etwas verzögert ein. In den letzten Jahren wurden auch Hemmstoffe für diese Substanzen entwickelt (Leukotrien-Antagonisten).

Lange Zeit nahm man an, daß damit die allergische Reaktion abgeschlossen sei. Es mehrten sich allerdings die Hinweise, daß dies keineswegs der Fall ist. Bei der Testung an der Haut (s. S. 87ff.) beobachtete man, daß es nach der Quaddelreaktion innerhalb von 10–20 Minuten zu einer verzögerten Reaktion nach 6–8 Stunden kommen kann. Eine ähnliche allergische Doppelreaktion (Dual-Reaktion) ist nicht selten auch nach Inhalation des Allergens (s. S. 93) zu beobachten. Der zweiten Phase liegt eine Entzündung mit Ansammlung von Entzündungszellen zugrunde. Erst neueren Datums sind Hinweise, daß bei anhaltendem oder dauerndem Allergenkontakt eine chronische Entzündung mit einem Umbau des betroffenen Gewebes eintreten kann (z.B. der Luftwege oder der Haut).

Schon lange ist bekannt, daß eine bestimmte Art der weißen Blutkörperchen (Leukozyten), die *eosinophilen Granulozyten*, an der allergischen Reaktion beteiligt sind. Ihr Name rührt daher, daß sie mit bestimmten Farbstoffen (*Eosin*) besonders gut anzufärben sind. Zunächst sah man in ihnen eine Abwehr des Organismus gegen die allergische Reaktion. Heute weiß man, daß sie in einer zweiten Phase der allergischen Reaktion angelockt und aktiviert werden. Aus ihnen werden hochgiftige Verbindungen freigesetzt. Darauf beruht z.B. die Abwehrfunktion der IgE-Antikörper gegen Parasiten. Bei der Allergie aber führen solche „Abwehrreaktionen" gegen harmlose Allergene (Gräserpollen, Nahrungsmittel usw.) letztlich zu Gewebszerstörungen. Der Schutz wird in sein Gegenteil verkehrt. Der langwierige Verlauf des Asthma bronchiale und die damit verbundene zunehmende Zerstörung der Atemwege wird maßgeblich durch diese Eosinophilen verursacht. Die gegenwärtig zuverlässigsten Medikamente gegen diese Effekte sind Hormonpräparate (Cortison, Prednisolon u. ä. Verbindungen; s. S. 108 f.).

Tab. 1: Formen, Ursachen und klinische Erscheinungen von Allergien

Typ der Allergie	Häufige Ursachen	Klinische Erscheinungen
I (IgE-Antikörper)	Natürliche Bestandteile der Umwelt, Nahrungs- und Arzneimittel	Luftwege: Schnupfen (Rhinitis), Bindehautentzündungen (Konjunktivitis), Atemnot (Asthma), Magen-Darm: Entzündungen in der Mundhöhle (orales Allergiesyndrom), Leibschmerzen, Durchfälle Haut: Nesselsucht (Urtikaria), Schwellungszustände (Quincke-Ödem), atopische Dermatitis Kreislauf: Blutdruckabfall (anaphylaktischer Schock)
II (zerstörende Antikörper)	Arzneimittel, (Bakterien)	Zerstörung von Blutzellen (Anämie, Granulozytopenie, Thrombopenie), Schädigungen von Leber, Niere, Schilddrüse (?)
III (Immunkomplexe)	Arzneimittel, Bakterien	Gefäßentzündungen (Niere, Gelenke, Haut), lokale Entzündungen (Haut, Muskulatur)
IV (T-Zell-vermittelt)	Kosmetika, Arzneimittel, berufliche Kontakte	Hautentzündungen (Kontaktekzem), Schleimhautentzündungen (Stomatitis)

Die durch IgE-Antikörper ausgelöste Allergie (Typ I) ist die bedeutsamste, aber nicht die einzige Form. Sie ist z.B. verantwortlich für allergischen Schnupfen (*Rhinitis*), allergische Atemnot (*Asthma*), Nesselsucht (*Urtikaria*), Durchfälle, Kreislaufstörungen (*anaphylaktischer Schock*). Im Laufe der Zeit zeigte sich jedoch, daß auch andere immunologische Reaktionen zu Allergien – meist mit anderen Symptomen – führen können (s. Tab. 1).

2.3.2 Allergische Reaktion des Typs II (zytotoxische Reaktion)

Bei diesem Typ lagert sich das Allergen an der Oberfläche körpereigener Zellen an – z.B. Penizillin an roten Blutkörperchen. Produziert nun das Immunsystem Antikörper gegen Penizillin, so binden sich diese auch an die penizillinbeladene Oberfläche. Handelt es sich um Antikörper, die zellschädigend wirken, kann dies mittelbar zum Zelluntergang führen – in diesem Fall zu einem Mangel an roten Blutkörperchen (*Anämie*). In ähnlicher Weise können auch andere Zellen zugrunde gehen, z.B. weiße Blutkörperchen (*Agranulozytose*), Blutplättchen (*Thrombopenie*) – vielleicht auch Leber-, Schilddrüsen- u.a. Zellen. Diese Art der allergischen Reaktion wird vor allem im Gefolge einer Arzneimittelallergie beobachtet. Gewisse Beobachtungen sprechen dafür, daß ähnliches auch durch Nahrungsmittel, vielleicht auch durch Bestandteile von Bakterien ausgelöst werden kann.

2.3.3 Allergische Reaktion des Typs III (Immunkomplexreaktion)

Bei dieser Allergie werden Antikörper gegen ein lösliches oder sonstiges freies Antigen (im Gegensatz zu Typ II) produziert. Die Bindung der Antikörper an das Antigen führt zu wechselseitiger Vernetzung (*Immunkomplexbildung*). Wie beim Typ II sind vor allem die in meist großer Menge produzierten IgG- und IgM-Antikörper verantwortlich. Die Immunkomplexe können ihrerseits andere Botenstoffe (z.B. Komplement) oder auch Entzündungszellen aktivieren.

Erfolgt die Komplexbildung in der Blutbahn, werden sie mit dem Blutstrom transportiert und dort abgelagert, wo auch normalerweise Blutflüssigkeit die Gefäße verläßt (z.B. in der

Haut, in der Niere und in den Gelenken). Die Komplexe bleiben aber – im Gegensatz zur Blutflüssigkeit – in der Gefäßwand stecken und lösen Entzündungen aus (Quaddelbildung in der Haut, Nierenentzündungen, Gelenkentzündungen usw.). Früher wurde diese Art einer Allergie vor allem nach Gaben fremder (tierischer) Antiseren (*passive Impfung*) beobachtet. Das klinische Bild wurde deshalb als „Serumkrankheit" bezeichnet. Da solche Seren kaum noch angewendet werden, entfällt diese Ursache weitgehend. Heute werden die gleichen Symptome vor allem bei Arzneimittelallergien beobachtet.

Wird ein Medikament in oder unter die Haut oder in den Muskel gespritzt (z.B. langwirkende Penizilline), kann es ebenfalls zur Produktion entsprechender Antikörper kommen. Befindet sich beim Auftreten dieser Antikörper noch Arzneimittel an der Injektionsstelle, entwickelt sich hier eine umschriebene Immunkomplexreaktion, die auch als *Arthus-Phänomen* bezeichnet wird. Es kommt zu einer Entzündung, die sich durch eine Anschwellung mit mehr oder weniger ausgeprägten Schmerzen zeigt. Gelegentlich ist die Abgrenzung von einer lokalen bakteriellen Entzündung (z.B. durch Verwendung einer unsterilen Kanüle) schwierig.

2.3.4 Allergische Reaktion des Typs IV (T-Zell-vermittelte Reaktion)

Diese allergische Reaktion rangiert von der Bedeutung her an zweiter Stelle, gehört hierher doch die häufige Kontaktallergie. Sie ist vor allem von der äußeren Haut bekannt (Kontaktekzem), kann in ähnlicher Weise aber auch an den Schleimhäuten auftreten (Mundschleimhaut, ausgelöst z.B. durch zahnärztliche Materialien oder Medikamente).

Die typischerweise kleinmolekularen Verbindungen, die diese Allergie verursachen, können auch die intakte Haut und Schleimhaut durchdringen. Sie binden sich an körpereigene Eiweiße und werden dadurch zum Vollantigen. Durch spezielle antigenpräsentierende Zellen (*Langerhans-Zellen*) wird die entsprechende Information in die Lymphknoten transportiert.

Dort setzt der eigentliche Sensibilisierungsvorgang ein. Die Langerhans-Zellen vermitteln ihre Botschaft geeigneten T-Helfer-Lymphozyten (Th1-Zellen). Diese aktivieren – ebenfalls für das Allergen spezifische – T-Abwehr-Zellen (Abb. 1). Sie vermehren sich, verlassen den Lymphknoten und verteilen sich im Organismus – vor allem in der Haut. Gelangt das Allergen erneut durch die Haut, trifft es jetzt auf reaktionsbereite T-Effektor-Zellen. Sie werden aktiviert und können z.T. unmittelbar zellschädigend (zytotoxisch) wirken. Vor allem setzen sie reichlich Botenstoffe frei, die weitere Entzündungszellen anlocken und aktivieren. So entwickelt sich durch den Allergenkontakt eine umschriebene Hautentzündung (Kontakt-Dermatitis bzw. Ekzem). Klinisch tritt diese zunächst durch Juckreiz, später Rötung und – bei besonders hochgradiger Sensibilisierung – auch Bläschenbildung, nässende Hautpartien, unter Umständen sogar Blutungen in Erscheinung. Bei weiteren Kontakten kann sich die Entzündung auf die Umgebung – unter Umständen auf die gesamte Körperoberfläche – ausdehnen. Antikörper sind an dieser Form der Allergie – im Gegensatz zu den Typen I bis III – nicht beteiligt. Die wichtigsten Ursachen werden auf S. 50 besprochen.

Allergische Reaktionen unterscheiden sich so letztlich nicht von Abwehrreaktionen. Durch eine Regulationsstörung werden sonst lebenserhaltende Mechanismen gegen harmlose oder sogar lebensnotwendige Bestandteile unserer Umwelt im weitesten Sinne gerichtet. Das Immunsystem ist aus Gründen, die erst allmählich verstanden werden, fehlprogrammiert.

2.4 Pseudoallergien

Den Allergien entsprechende Symptome können auch ohne Beteiligung des Immunsystems ausgelöst werden – z.B. Schnupfen, Asthma, Magen-Darm-Beschwerden, Hauterscheinungen oder Kreislaufreaktionen. Die wichtigsten Ursachen sind Arzneimittel (s.S. 79), Nahrungsmittelzusatzstoffe (s.S. 60ff.) und Insektengifte. Sie lösen auf unspezifische Weise Teilreaktionen der echten Allergie aus. Die Abgrenzung dieser Pseudoallergien von echten Allergien ist aber wichtig, da ihre Behandlung zum Teil unterschiedlich ist.

3. Der Anstieg allergischer Erkrankungen – seine Ursachen und Folgen

Um 1900 war es noch eine Veröffentlichung wert, einige Patienten mit Heuschnupfen beobachtet zu haben. Heute machen Pollenallergiker in manchen Regionen bis zu 30 % der Bevölkerung aus. Dies ist eine erstaunliche, vielleicht auch bedenkliche Entwicklung. In diesem Kapitel soll zu zwei Problemen Stellung genommen werden:

- Wie häufig sind allergische Erkrankungen in der Gegenwart, und gibt es Beweise dafür, daß ihre Zahl tatsächlich zugenommen hat? Oder ist dieser Anstieg vorgetäuscht, bedingt durch das breitere Wissen um Allergien bei Patienten und Ärzten und die besseren Möglichkeiten der Diagnostik?
- Welche Rolle spielen Erbfaktoren und Umwelt für die Entstehung allergischer Erkrankungen?

Die Anwendung epidemiologischer Methoden auf allergische Erkrankungen wirft wesentlich mehr Probleme auf als etwa vergleichbare Untersuchungen bei Zucker- oder Krebserkrankungen. Bei den zuletzt genannten Gruppen hat man entweder eine Erkrankung, oder man hat sie nicht (selbstverständlich gibt es noch unerkannte Frühstadien). Relativ einfach gestaltet sich noch die Untersuchung der Pollenallergie, vor allem des Heuschnupfens. Wesentlich schwieriger ist die Situation beim Asthma, da die Beschwerden von seltenen und leichten, oft uncharakteristischen Atemnotszuständen bis zum lebensbedrohlichen Asthmaanfall reichen. Die Frage „Haben Sie gelegentlich Atemnot?“ wird häufiger positiv beantwortet werden als die Frage „Wurde bei Ihnen vom Arzt jemals ein Asthma festgestellt?“ Hinzu kommt, daß keineswegs jedes Asthma allergisch bedingt ist. Ähnliches gilt auch für die atopische Dermatitis (*Neurodermitis*) oder die Nahrungsmittelallergie (nichtallergische Unverträglichkeiten sind ungleich häufiger als die echte Allergie).

Eine anderes Problem ergibt sich aus der Frage, was man als allergische Erkrankung ansehen soll. Bei – allergischem (!) – Schnupfen oder Asthma ist die Situation klar, ebenso auch bei der Insektengiftallergie. Bei vermutlich allergischen Hauterkrankungen oder Magen-Darm-Beschwerden, bei Verdacht auf Nahrungsmittel- und Arzneimittelallergie wird es schon schwieriger. Umstritten ist die Zuordnung z.B. von Migräne u.ä. Erkrankungen. Ein anderer Ansatzpunkt wären Untersuchungen von Blutproben auf das Vorkommen von IgE-Antikörpern gegen bekannte Allergene (Pollen, Hausstaubmilben, Insektengift). Die Frage ist jedoch, welche Allergene man z.B. bei der Untersuchung einer bestimmten Bevölkerungsgruppe einbeziehen sollte. Bei diesem Ansatz wird man zudem darauf stoßen, daß solche Antikörpernachweise wesentlich häufiger positiv sind als allergische Erkrankungen – es gibt eine sogenannte *latente Sensibilisierung*, d.h. die Sensibilisierung ohne Krankheitswert.

Alle diese und weitere Probleme erklären die z.T. widersprüchlichen Ergebnisse epidemiologischer Untersuchungen.

Dennoch finden sich übereinstimmende Trends. Daß erhebliche regionale Unterschiede existieren, zeigt die vom geographischen und zahlenmäßigen Umfang her kaum zu überbietende ISAAC-Studie (*I*nternational *S*tudy on *A*sthma and *A*llergies in *C*hildhood). Hier ging man sogar so weit, daß die Untersucher ein gemeinsames Vorbereitungstraining durchliefen, die Befragung der Kinder mit Hilfe eines Videos erfolgte und die Auswertung zentral vorgenommen wurde. So wurden Unterschiede in der Untersuchungstechnik minimiert. Insgesamt nahmen 155 Zentren in 56 Ländern teil, erfaßt wurden 486 801 Kinder im Alter zwischen 13 und 14 Jahren.

Die Frage nach Beschwerden in den letzten 12 Monaten beantworten mit „Ja“

– für das Asthma zwischen 1,6 und 36,8 % (höchste Werte in Peru, Neuseeland und Australien, niedrigste in Albanien, Rußland und Lettland, s. Abb. 3),

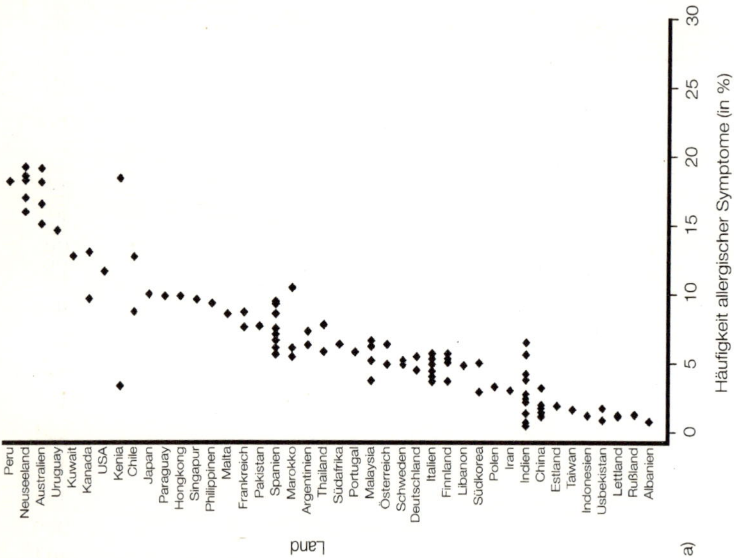

Abb. 3: Häufigkeit des Auftretens
von asthmatischen Symptomen (a), allergischem Schnupfen (b)
und atopischer Dermatitis (c) in den letzten 12 Monaten
bei 13–14jährigen (Ergebnisse der ISAAC-Studie;
nach Beasley et al. 1998)

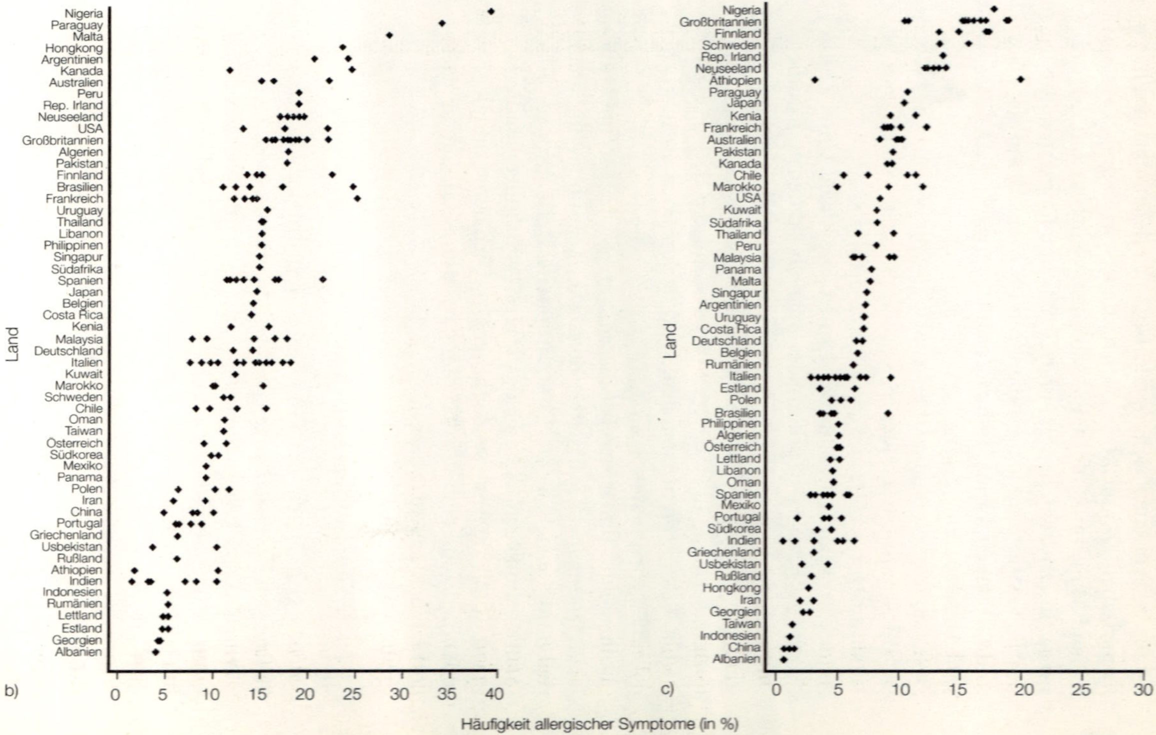
Land
Nigeria
Paraguay
Malta
Hongkong
Argentinien
Kanada
Australien
Peru
Rep. Irland
Neuseeland
USA
Großbritannien
Algerien
Pakistan
Finnland
Brasilien
Frankreich
Uruguay
Thailand
Libanon
Philippinen
Singapur
Südafrika
Spanien
Japan
Belgien
Costa Rica
Kenia
Malaysia
Deutschland
Italien
Kuwait
Marokko
Schweden
Chile
Oman
Taiwan
Österreich
Südkorea
Mexiko
Panama
Polen
Iran
China
Portugal
Griechenland
Usbekistan
Rußland
Äthiopien
Indien
Indonesien
Rumänien
Lettland
Estland
Georgien
Albanien
0 5 10 15 20 25 30 35 40
Land
Nigeria
Großbritannien
Finnland
Schweden
Rep. Irland
Neuseeland
Äthiopien
Paraguay
Japan
Kenia
Frankreich
Australien
Pakistan
Kanada
Chile
Marokko
USA
Kuwait
Südafrika
Thailand
Peru
Malaysia
Panama
Malta
Singapur
Argentinien
Uruguay
Costa Rica
Deutschland
Belgien
Rumänien
Italien
Estland
Polen
Brasilien
Philippinen
Algerien
Österreich
Lettland
Libanon
Oman
Spanien
Mexiko
Portugal
Südkorea
Indien
Griechenland
Usbekistan
Rußland
Hongkong
Iran
Georgien
Taiwan
Indonesien
China
Albanien
0 5 10 15 20 25 30
Häufigkeit allergischer Symptome (in %)

b) c)

- für allergischen Schnupfen bzw. Bindehautentzündungen zwischen 1,4 und 39,7 % (am häufigsten in Nigeria, Paraguay und Mali, am seltensten in Albanien, Georgien und Estland),
- für Ekzem zwischen 0,3 und 20,5 % (am häufigsten in Nigeria, Großbritannien, Finnland und Schweden, am seltensten in Albanien, China, Indonesien und Taiwan).

Die Untersuchung zeigte
- erhebliche regionale Unterschiede bis zum 60fachen, wobei industrialisierte Länder im Vorderfeld lagen – eine Tatsache, die noch zu erörtern ist,
- daß es auch innerhalb der Länder erhebliche Unterschiede gibt (z. B. in Großbritannien, Spanien, Italien und Indien). Auch in Deutschland finden sich solche Unterschiede vor allem zwischen Ost und West sowie zwischen Stadt und Land. Da sie überzeugende Beweise für die Bedeutung von Umweltfaktoren darstellen, wird darauf noch ausführlicher einzugehen sein (s. S. 32 ff.).

Deutschland findet sich bei diesen Untersuchungen im Mittelfeld (asthmatische Beschwerden bzw. Schnupfen/Bindehautentzündungen in etwa 13 %, atopische Dermatitis ca. 7 %). Diese grundlegende Studie des Jahres 1995 findet eine Fortsetzung durch die Analyse möglicher Ursachen der regionalen Unterschiede und eine Wiederholung im Jahr 2000, um die weitere Entwicklung zu erfassen.

3.1 Die Situation in Deutschland bzw. Mitteleuropa

Neben den Daten der ISAAC-Studie liegen inzwischen eine Reihe von Untersuchungen in Deutschland vor. Sie zeigen, daß im frühesten Lebensalter die Nahrungsmittelallergie dominiert. Mit einer gewissen Verzögerung folgen Erkrankungen, die durch Inhalationsallergene ausgelöst werden (s. Abb. 4). Die atopische Dermatitis manifestiert sich vor allem in den ersten vier Lebensjahren. Jungen sind häufiger betroffen als Mädchen. Bei einem Teil der Erkrankten verringern sich die Beschwerden im weiteren Verlaufe des Lebens, doch droht die Gefahr des Übergangs in ein bzw. die Kombination mit einem

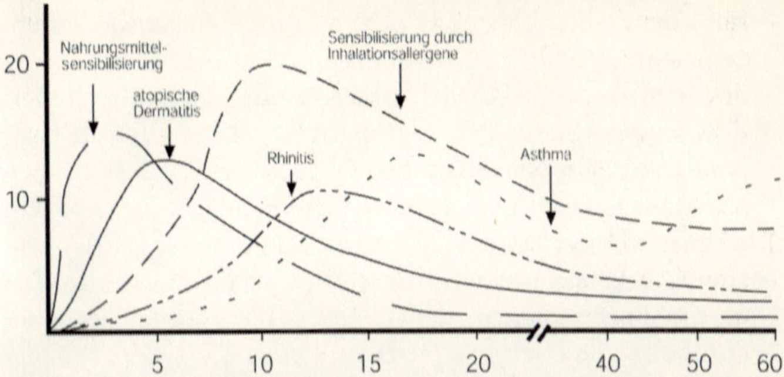

Abb. 4: Häufigkeitsmaxima von Sensibilisierungen und allergischen Erkrankungen in Abhängigkeit vom Lebensalter

Asthma. Der allergische Schnupfen zeigt sich in der Regel im Schulalter, am häufigsten zwischen dem 12. und 16. Lebensjahr. Er klingt nicht selten jenseits des 50. Lebensjahres ab, kann aber auch bis ins hohe Alter bestehenbleiben. Noch etwas später entwickelt sich das Asthma – nicht selten durch den Übergang der allergischen Reaktion von der Nase in die Bronchien („Etagenwechsel"). Im Gegensatz zu anderen Erkrankungen bleibt das Asthma jenseits der Pubertät meist bestehen. Es kann sogar im fortgeschrittenen Alter erstmals in Erscheinung treten – dann allerdings meist auf nichtallergischer Basis („intrinsic Asthma").

3.2 Trendbeobachtungen bei allergischen Erkrankungen

Allergische Erkrankungen nehmen zu. Dieser von vielen bestätigte Trend fand jedoch unterschiedliche Deutungen:

- Das Wissen um diese Erkrankungen habe sich – bei Patienten und Ärzten – vergrößert, die Möglichkeiten der Diagnostik haben sich damit wesentlich verbessert. Dies führe zu einem scheinbaren Anstieg. In Wirklichkeit habe sich die Häufigkeit nicht verändert.
- Das Auftreten neuer Allergene oder deren höhere Allergenität führe öfter zu Sensibilisierungen (s. S. 34 f.). In der Summe

seien diese und ähnliche Effekte für unsere Lebensbedingungen nicht allzu hoch einzuschätzen.

- So bleibt als dritte Möglichkeit der Einfluß nichtallergischer, d. h. unspezifischer Veränderungen in unserer Umwelt bzw. in unseren Lebensbedingungen.

Ein überzeugendes Beispiel hierfür liefert der Anstieg des Heuschnupfens in der Schweiz. Diese Erkrankung ist seit langem bekannt, Erkenntnisfortschritte spielen hier keine Rolle. Die Untersuchungen zeigten, daß dennoch die Häufigkeit dieser Erkrankung von etwa 1 % (1926) auf etwa 15 % (1987) angestiegen ist (Abb. 5). Zudem wurde ein Teil der Untersuchungen von derselben Forschergruppe unter identischen Bedingungen durchgeführt. In dieser historisch kurzen Zeit kann es keine nennenswerten genetischen Veränderungen gegeben haben. Schließlich kann man auch davon ausgehen, daß sich die Pollenexposition nicht wesentlich geändert hat – sondern eher zurückgegangen ist, da die Landschaft zunehmend versiegelt wurde. Es gibt zwar gewisse Hinweise, daß durch die Luftverunreinigung die Allergenität der Pollen etwas zugenommen hat (bei einem Teil der Allergene handelt es sich um sogenannte Streßproteine). Der Effekt auf die Sensibilisierung dürfte jedoch zu vernachlässigen sein. Ähnliche Trends zeigten Musterungs-

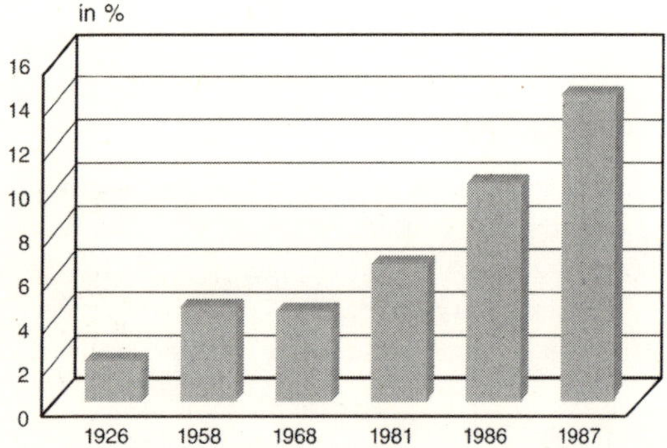

Abb. 5: Häufigkeit des Heuschnupfens in der Schweiz (nach Wüthrich)

untersuchungen in Schweden, die von demselben Untersuchungsteam mit identischen Methoden erhoben wurden. Innerhalb von 10 Jahren stieg die Häufigkeit eines Asthmas von 1 auf 2,1 %, einer Rhinitis von 4,2 auf 8%. Diese und andere Untersuchungen haben die Zweifel, ob Allergien tatsächlich ansteigen, ausgeräumt. Einen objektiven Hinweis auf diese Anstiege lieferten auch Untersuchungen zur bronchialen Übererregbarkeit als Äquivalent des Asthmas. In einer solchen Untersuchung konnte nachgewiesen werden, daß ihre Häufigkeit in Australien von 9,1 % (1982) auf 19,8 % (1992) angestiegen ist.

Insgesamt haben sich Allergien in den letzten 20 Jahren etwa verdoppelt. Dies macht verständlich, daß in der Tagespresse gelegentlich die Frage „Wann wird auch der letzte zum Allergiker?" aufgeworfen wird oder daß Allergien als *die* Krankheiten des 20. Jahrhunderts apostrophiert werden. Im folgenden will ich versuchen, eine Antwort darauf zu geben, ob solche Befürchtungen berechtigt sind.

3.3 Allergie = Veranlagung + Umwelt

Wie viele andere Erkrankungen (Bluthochdruck, Herzinfarkt, ja selbst Infektionen) entstehen auch Allergien, wenn bestimmte

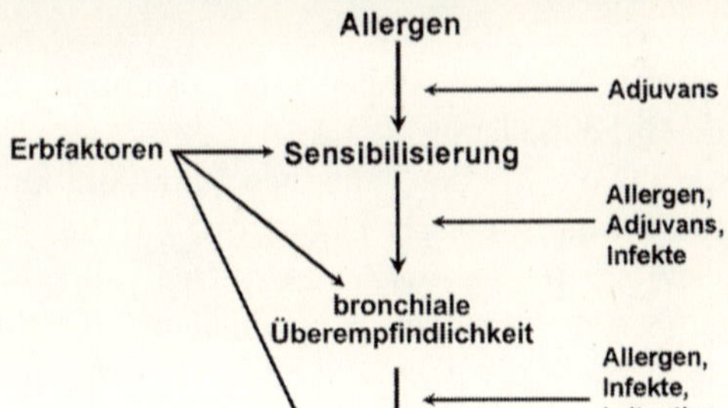

Abb. 6: Zusammenwirken von Erbfaktoren und Umwelteinflüssen bei der Entstehung einer allergischen Erkrankung am Beispiel des Asthmas

Umweltfaktoren auf einen reaktionsbereiten Organismus treffen (Abb. 6). Die Umwelt tritt hier allerdings in unterschiedlichen Formen in Erscheinung:

- in Form der Allergenexposition, die auf ein reaktionsbereites Immunsystem trifft,
- in Form von unspezifischen Faktoren (Hilfsfaktoren = *Adjuvantien*), die sowohl die Sensibilisierung (Antikörperproduktion) als auch den Ausbruch der Erkrankung fördern können.

3.3.1 Genetische Faktoren bei Allergie

Wenden wir uns zunächst den Erbfaktoren zu. Die Bedeutung genetischer Faktoren ist schon seit langem bekannt. Sie äußert sich z. B. in der Form, daß sich bei der Befragung von Allergikern nahezu regelmäßig weitere Allergien in der Verwandtschaft finden. Die Wahrscheinlichkeit, daß ein Neugeborenes zum Allergiker wird, steigt mit der Zahl der Allergiker in der Familie. Nicht nur die Bereitschaft zur Allergie wird vererbt, sondern oft auch die Art der Erkrankungen.

So gibt es Neurodermitiker-Familien, Asthma-Familien – aber auch Familien, in denen eine spezielle Allergie (z. B. eine Gräserpollenallergie) gehäuft auftritt. Detailliertere Untersuchungen zeigen, daß Erbfaktoren in unterschiedlicher Weise bedeutsam sind,

- indem sie die Art der Sensibilisierung bestimmen (z. B. Gräserpollen, Birkenpollen),
- indem sie für die Art der klinischen Manifestation bedeutsam sind (Asthma, atopische Dermatitis).

Die Erforschung der genetischen Ursachen allergischer Erkrankungen wurde durch die erstaunlichen Fortschritte der Genetik (u. a. durch das *Human-Genom-Projekt*) sehr gefördert. Das Hauptproblem für die genetische Analyse resultiert – wie bei der epidemiologischen Forschung – aus der problematischen Definition. Der Begriff „allergische Erkrankung“ oder auch „Atopie“ ist schwer exakt faßbar. Er kann nicht mit „ja“ oder „nein“ beurteilt werden. Hinzu kommt, daß es nicht ein einziges „Allergie-Gen" gibt. Die Allergie wie auch allergische Erkrankungen werden von verschiedenen Genorten determiniert. Inzwischen wurden einige dieser Genorte identifiziert.

Diese Gene entscheiden nicht nur, ob es zu einer allergischen Erkrankung kommt, sondern auch mit darüber, ob sie schwer oder leicht verläuft. So zeichnet sich ab, daß für die Entstehung – oder auch Verhinderung – einer allergischen Erkrankung das Zusammenwirken verschiedener genetischer Faktoren maßgeblich ist. Einfache Beziehungen, wie sie die Mendelschen Gesetze vorgeben, sind nicht zu erwarten.

Dennoch zeigen Hochrechnungen, daß diese komplexen genetischen Interaktionen relativ gut durch ein Modell mit rezessiver Vererbung dargestellt werden können: Jeder Mensch hat ja einen Chromosomensatz von Vater und Mutter. Rezessive genetische Anlagen werden nur sichtbar, wenn sie von beiden Eltern übertragen wurden. Andernfalls verhindert das dominante Merkmal die Expression. Von den so möglichen genetischen Konstellationen (a = rezessiv, A = dominant) a/a, a/A, A/a, A/A würde nur die erste zur Erkrankung führen. Diese Hochrechnungen ergaben, daß sich das theoretische rezessive Merkmal bei 55–60 % der Bevölkerung findet. Dies würde bedeuten, daß 0,55 x 0,55 bis 0,6 x 0,6 = 30,25 bis 36 % die Konstellation a/a aufweisen und damit potentielle Kandidaten für eine allergische Erkrankung sind.

Die eingangs erwähnten epidemiologischen Daten können so interpretiert werden, daß dieses Potential wohl auch um die Jahrhundertwende vorhanden war. Zu diesem Zeitpunkt bestanden auch Allergenkontakte, da es sich bei der Mehrzahl der Allergene um Bestandteile unserer natürlichen Umwelt handelt. Es fehlten aber für die Manifestation zusätzlich erforderliche Faktoren. Inzwischen haben wir unsere Umwelt so verändert, daß die Chancen erheblich gestiegen sind, daß die erbliche Belastung auch zu entsprechenden Beschwerden bzw. Erkrankungen führt. Wenn diese – zugestandenermaßen vereinfachende und auch sonst nicht unproblematische – Hochrechnung stimmt, dann kann man daraus ableiten, daß die Zahl der Allergiker maximal Werte zwischen 30 und 36 % erreichen dürfte und nicht die gesamte Bevölkerung erfassen wird. Dies sind exakt jene Zahlen, die in „industrialisierten" bzw. „zivilisierten" Ländern inzwischen tatsächlich erreicht wurden.

3.3.2 Umweltfaktoren

Die politische Entwicklung in Deutschland hat uns unerwarteterweise ein medizinisches Experiment auf dem Gebiet der Allergologie beschert: die Wiedervereinigung Deutschlands nach 45jähriger Trennung. Da sich um den Zeitpunkt der Wende in der wissenschaftlichen Literatur abzeichnete, daß Umweltfaktoren die Entwicklung von allergischen Erkrankungen fördern können, war zu befürchten, daß die bekannten Umweltprobleme im Osten auch hinsichtlich Allergien eine besondere Hypothek hinterlassen hatten. Mehrere Untersuchergruppen bemühten sich kurz nach der Wende um eine möglichst rasche und exakte Erfassung der Situation. In eigenen Untersuchungen wurden etwa 1000 Berufsschüler in Leuna (einer Region mit extremer Umweltverschmutzung durch die dortige chemische Industrie und Kohlenkraftwerke) und Gleichaltrige in Duisburg erfaßt. Im Vordergrund stand die Bestimmung von IgE-Antikörpern als objektivem Parameter der allergischen Sensibilisierung gegen die wichtigsten Allergene der Innenräume und im Freien. Die überraschenden Ergebnisse zeigt die Abb. 7.

Für beide Allergengruppen fanden sich in Westdeutschland häufiger Sensibilisierungen. Einzige Ausnahme war die Beifußallergie. Auch andere Untersucher kamen zu ähnlichen Ergebnissen. Insgesamt ergab sich, daß in Westdeutschland Sensibilisierungen, aber auch allergische Erkrankungen (Rhinitis, Asthma, atopische Dermatitis) häufiger waren. In Ostdeutschland wurde hingegen häufiger eine chronische Bronchitis (im Kindes- bzw. Jugendlichenalter) nachgewiesen. Vereinfachend kann man sagen, daß in Westdeutschland offensichtlich die Bedingungen für die Entwicklung einer Allergie günstiger waren (inzwischen gleichen sich übrigens die Daten an).

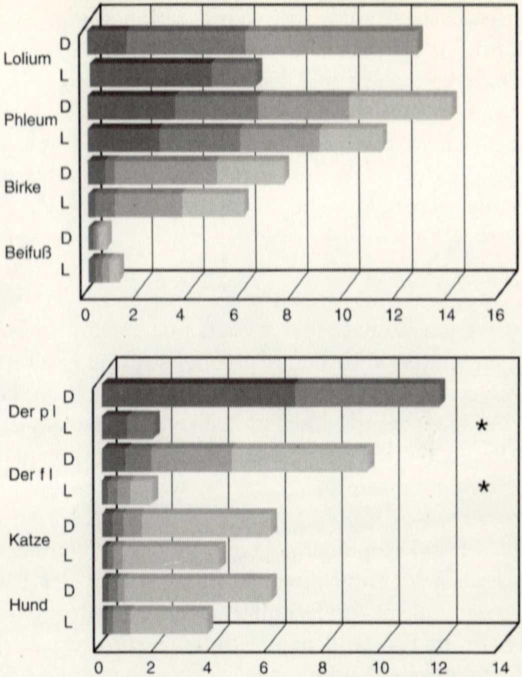

Abb. 7: Nachweis von IgE-Antikörpern gegen Außenluft- (oben) und Innenraumallergene (unten) bei Jugendlichen in Duisburg (D, Westdeutschland) und Leuna (L, Ostdeutschland) * = signifikante Unterschiede; Der p = Hausstaubmilbe 1, Der f = Hausstaubmilbe 2

Als mögliche Ursachen für dieses überraschende Ergebnis wurden Luftverunreinigungen durch Stickoxide und Ozon sowie Dieselabgase verantwortlich gemacht (höher im Westen); für die Reizeffekte auf die Atemwege, die letztlich zur Bronchitis führten, hingegen Schwefeldioxid und Schwebestaub (höher im Osten). Dies trifft sicher zu, kann aber nicht die einzige Ursache sein. Ähnliche Unterschiede fanden sich übrigens auch beim Vergleich zwischen Schweden und den baltischen Staaten bzw. Polen.

Die Beziehungen zwischen Umwelt und Allergie müssen jedoch differenzierter analysiert werden. Man kann zwei Gruppen von Einflußfaktoren unterscheiden,

- spezifische in Form von Allergenen (ohne Gräser gibt es keine Gräserpollenallergie!),
- unspezifische, die sowohl die Sensibilisierung durch Allergene wie auch deren Weiterentwicklung zur allergischen Erkrankung fördern können.

Allergeneinflüsse

Wenden wir uns zunächst der Frage zu, ob und in welchem Umfang Veränderungen der Allergenexposition einen Anstieg der Häufigkeit allergischer Erkrankungen erklären können. Solche Veränderungen sind vorstellbar durch das Auftreten neuer Allergene oder durch intensiveren Kontakt mit bereits vorhandenen.

Neue Allergene: Die Bedeutung neuer Allergene wurden z.B. in den arabischen Ländern deutlich, in denen mit der Bewässerung und der Anlage von Grünflächen auch der Heuschnupfen Einzug hielt. In Papua-Neuguinea gab es vor etwa 25 Jahren kaum asthmatische Erkrankungen. Inzwischen nähert sich die Häufigkeit der anderer Länder an. Als eine wesentliche Ursache hierfür wurde die Hausstaubmilbe identifiziert. Mit dem Einzug der „Zivilisation" änderten sich auch die Schlafgewohnheiten, und die Milbe fand optimale Lebens- und Vermehrungsbedingungen.

In unserer Region sind vor allem zwei Einflüsse vorstellbar:

- Durch die zunehmende Globalisierung der Märkte verbreitet sich auch der Kontakt zu bislang exotischen Allergenen. Ein typisches Beispiel ist die Kiwiallergie, die früher unbekannt war, inzwischen aber durchaus eine gewisse Bedeutung unter den Nahrungsmittelallergien erlangt hat. Mit dem Trend zu „natürlicher" oder „Bio-Kost" gewinnen manche Nahrungsmittel wieder an Bedeutung, die für die menschliche Ernährung lange keine Rolle spielten (Buchweizen, Sesam u.ä.).

- Durch die Entwicklung der Chemie und anderer Technologien kommt es zu Kontakten mit Materialien, die bisher nicht existierten (Medikamente, Kunststoffe usw.). Sensibilisierungsmöglichkeiten bestehen vor allem im beruflichen, aber auch im „zivilen“ Bereich.

Insgesamt sollte man den Einfluß solcher Effekte bei uns allerdings nicht allzu hoch veranschlagen.

Intensiverer bzw. massiverer Kontakt zu üblichen Allergenen: Auch in der Praxis bedeutsame Beispiele sind die Hausstaubmilbe und vielleicht auch Pilzsporen. Durch die Erhöhung des Komforts der Wohnungen (höhere und gleichmäßigere Temperatur, Polsterungen, Teppiche u.a.m.) wurden auch die Lebens- und Vermehrungsbedingungen für diese unerwünschten Haustiere verbessert. Tatsächlich fanden sich bei eigenen Untersuchungen eindeutige Beziehungen zwischen Wohnkomfort und dem Gehalt an Milbenallergen im Hausstaub. Verstärkt wurde dies noch im Gefolge der Energiekrise. Durch die maximale Abdichtung der Wohnräume kommt es zu einer zunehmenden Anhäufung von Innenraumallergenen. Andererseits weiß man, daß mit der Höhe der Allergenkonzentration auch das Risiko einer Sensibilisierung wie auch die Intensität allergischer Beschwerden ansteigen. Zudem können sich auch Schadstoffe ansammeln, die die Sensibilisierung als „Adjuvantien“ (s. unten) fördern. Dies sind faßbare – allerdings relativ seltene – Komponenten des „Syndroms kranker Häuser“ (Sick-building-Syndrom), ein Problem, welches in der öffentlichen Diskussion oft in irrationaler Weise verallgemeinert wird. In ähnlicher Weise kann auch die Verbreitung der Haustierhaltung bis zur Haltung ungewöhnlicher Tierarten bedeutsam werden. Diese vorwiegend quantitativen, z.T. aber auch qualitativen Veränderungen der Allergenexposition sind sicher nicht zu vernachlässigen. Daß sie allerdings nicht im Vordergrund stehen, zeigt das Beispiel der Heuschnupfenentwicklung in der Schweiz (s. S. 28).

Unspezifische Einflüsse

Umwelteinflüsse, insbesondere Schadstoffe, können in sehr unterschiedlicher Weise Allergien beeinflussen. Im einzelnen dürften eine Rolle spielen:

Straßenverkehr: Er könnte eine der Ursachen für die unterschiedliche Situation in Ost- und Westdeutschland sein. Hierzu passen auch andere Beobachtungen: In Japan hat der dortige durch Zedernpollen ausgelöste „Heuschnupfen“ in relativ kurzer Zeit 10–20 % der Bevölkerung befallen. Voraussetzung ist natürlich der Kontakt mit Zedernpollen – der aber nicht neu ist. Detailliertere Untersuchungen zeigen, daß für die Häufigkeit der Erkrankung die Verkehrsdichte bedeutsamer ist als das Vorkommen der Zedern. Auch in Europa zeigte sich, daß bei Kindern, die weniger als 100 m von stark frequentierten Straßen entfernt wohnten, Allergien etwa doppelt so häufig sind wie in anderen Wohngebieten. Im Experiment fand sich, daß durch Rückstände der Dieselverbrennung die Produktion von IgE-Antikörpern gefördert wird. Insgesamt ist jedoch der Einfluß eines einzelnen Faktors schwer zu beurteilen, da meist eine komplexe Belastung vorliegt. Dennoch gibt es weitere Hinweise auf die Bedeutung einzelner Schadstoffe.

Schwefeldioxid und *Schwebestaub* scheinen nach den Erfahrungen in Ostdeutschland weniger die Allergie als die Bronchitis zu fördern. Kurzfristige Experimente zeigten, daß Asthmatiker verstärkt auf den *Ozon*reiz reagieren, aber auch bei Gesunden eine vorübergehende Erhöhung der bronchialen Reaktivität ausgelöst wird. Bisherige epidemiologische Daten sprechen allerdings nicht dafür, daß Ozon eine Allergie fördert. Zwischen dem Vorhandensein einer Gasheizung bzw. der *Stickoxid*-Konzentration in der Wohnung und der Höhe der IgE-Konzentration besteht eine gewisse Beziehung. Ähnliche Effekte können auch von der Außenluft ausgehen.

Tabakrauch: Die Folgen des Rauchens sind hinlänglich bekannt. Auch aus allergologischer Sicht sind aktives wie passives Rauchen Risikofaktoren. So wurden bei Rauchern höhere IgE-Werte gemessen als bei Nichtrauchern. Noch kritischer ist die Situation für Säuglinge und Kleinkinder. Für sie konnte eindeutig nachgewiesen werden, daß das Passivrauchen sowohl Infektionen der Atemwege fördert wie auch die Entwicklung einer Allergie. Die rauchende Mutter spielt dabei verständlicherweise eine größere Rolle als der rauchende Vater. Die ungünstigen Effekte des Rauchens beeinflussen selbst die Entwicklung des Ungeborenen.

Frühkindliche Infekte: Sowohl im Tierexperiment als auch bei epidemiologischen Untersuchungen fanden sich Hinweise darauf, daß frühkindliche Infektionen mit einer gewissen Verringerung des Allergierisikos einhergehen. So zeigte eine amerikanische Studie, daß bei Kindern, die in den ersten Lebensjahren Infekte der unteren Luftwege (*nichtobstruktive Bronchitis*) hatten, Jahre später niedrigere IgE-Konzentrationen im Blut gefunden wurden. Anders ist allerdings eine Bronchitis zu werten, die mit Atemnot einhergeht. Sie ist oft erstes Zeichen einer Allergie und eines späteren Asthmas. Diese Beobachtungen fanden eine mögliche Erklärung in den gegenwärtigen Vorstellungen über die Regulation der IgE-Produktion (s. S. 14f.): Ursprüngliche („naive") T-Helfer-Zellen (Th0) können sich in Richtung Th1-Zellen (u. a. bedeutsam für die immunologische Infektionsabwehr) oder auch Th2-Zellen (u. a. bedeutsam für die Produktion von IgE-Antikörpern) entwikkeln. Frühe Infektionen verstärken die Entwicklung zu Th1-Zellen zuungunsten der Th2-Tendenz. Die Produktion von IgE-Antikörpern sinkt ab, die Gefahr einer Allergie ebenfalls. Es verbietet sich selbstverständlich, diesen erwünschten Effekt durch künstliche Infektionen zu erzeugen – zumal diese Deutung nicht unwidersprochen blieb. Dennoch wurden erste Untersuchungen gestartet, einen ähnlichen Effekt durch Impfungen zu erreichen. Bisher ist jedoch noch völlig offen, ob diese Erwartungen erfüllt werden.

Soziale Verhältnisse: Übereinstimmend finden sich Allergien gehäuft in wohlhabenderen Familien. Dies konnte z. B. für Heuschnupfen und atopische Dermatitis gezeigt werden. Innerhalb der Familien ist das Risiko für Einzelkinder höher als für Kinder in kinderreichen Familien – bei Familien mit fünf

Kindern etwa um ein Drittel niedriger. Der gemeinsame Nenner könnte darin bestehen, daß in ärmeren und kinderreichen Familien frühe Infektionen häufiger sind und das Allergierisiko reduziert wird. Auch ein Teil der Ost/West-Unterschiede dürfte z.T. eine Erklärung dadurch finden, daß in der früheren DDR wesentlich mehr Kinder in Kinderkrippen und Kindergärten untergebracht und damit häufiger Infektionen ausgesetzt waren.

Ernährungsgewohnheiten: Die Ernährung kann in unterschiedlicher Weise allergische Erkrankungen beeinflussen. Eine spezielle Situation liegt bei Säuglingen und Kleinstkindern vor. Eine frühzeitige künstliche Ernährung fördert offensichtlich nicht nur die Sensibilisierung durch diese Nahrungsmittel (Kuhmilch, Hühnerei) sondern auch andere Allergien. Zumindest kann durch eine längere Brusternährung das Auftreten allergischer Erkrankungen hinausgezögert werden. In einem besonders drastischen Experiment in den USA erhielten erblich belastete Kinder (mindestens ein Elternteil mit Allergie) eine längere Brusternährung bzw. „hypoallergene" Milch (Hydrolysat). Tatsächlich konnte dadurch die Zahl der Erkrankungen an atopischer Dermatitis, anderen Haut- oder Magen-Darm-Allergien signifikant auf etwa die Hälfte gesenkt werden. Nach zwei Jahren lag die Zahl immer noch niedriger – der Unterschied war jedoch nicht mehr signifikant.

Auch im späteren Alter kann die Ernährung eine gewisse – unspezifische – Rolle spielen. In Australien und den USA fand man, daß bei hohem Fischkonsum ein Asthma seltener beobachtet wird. Vermehrte Kochsalzaufnahme soll hingegen die Entstehung eines Asthmas fördern. Alle diese Ergebnisse sind jedoch nicht so zu interpretieren, daß es allgemein zu empfehlende Kostformen gibt, die vor Allergien schützen. Am sinnvollsten ist eine ausgeglichene Ernährung.

4. Klinische Erscheinungsformen allergischer Erkrankungen

Die klinischen Erscheinungen einer Allergie hängen davon ab,
- welcher immunologische Mechanismus vorliegt (s. S. 16f.) und
- auf welchem Wege das Allergen in oder an den Organismus gelangt.

Die wichtigsten Manifestationen sind in der Tab. 1 zusammengefaßt.

Der Weg an oder in den Organismus bestimmt oft, wo die ersten – meist auch die stärksten – Symptome auftreten. Für Allergene, die eingeatmet werden, sind dies vor allem die Nase (Niesanfälle bzw. Rhinitis) und die tieferen Luftwege (Atemnot bzw. Asthma bronchiale), für Nahrungsmittel die Mundhöhle und die anschließenden Abschnitte des Magen-Darm-Kanals, für Kosmetika, Reinigungsmittel und andere Kontaktallergene die äußere Haut. Gelangt das Allergen in die Blutbahn (z.B. nach der Aufnahme über den Darm, aber auch nach Injektion), steht die Kreislaufreaktion im Vordergrund. Niedrige Dosen des Allergens lösen schwächere, hohe Dosen stärkere – unter Umständen auch Allgemeinreaktionen – aus. Allerdings hängt die Stärke der Reaktion auch vom Grad der Sensibilisierung ab.

Auf diese Weise ergibt sich ein sehr buntes Bild, welches nahezu jedes Organ einbeziehen kann, wobei meist aber die Reaktionen an den Kontaktflächen (Schleimhäute, Haut) im Vordergrund stehen. An dieser Stelle wird es nicht möglich sein, auf all diese einzugehen. Der speziell Interessierte hat vielfältige Informationsmöglichkeiten, z.B. in den Büchern „Asthma" (Simon) und „Neurodermitis" (Ring/v. Zumbusch) – beide erschienen in der Reihe C. H. Beck Wissen. Die Möglichkeiten der allergologischen Diagnostik und Behandlung folgen in den nächsten Kapiteln.

4.1 Allergische Erkrankungen der Bindehaut und Luftwege

4.1.1 Bindehautentzündung (Konjunktivitis)

Die Bindehaut gehört funktionell zu den Atemwegen, was man daran erkennen kann, daß z.B. bei der Pollenallergie typischerweise der „Heuschnupfen" mit einer Bindehautentzündung kombiniert ist. Allergische Bindehautentzündungen (Konjunktivitis) können ausgelöst werden durch Bestandteile der Luft (am bekanntesten Gräserpollen). Aber auch allergische Kontaktreaktionen (s. S. 50f.) sind möglich, z.B. ausgelöst durch Augentropfen und -salben, Kontaktlinsenreiniger, Kosmetika und eine Vielzahl von Substanzen, die durch ihr Verschmieren vor allem durch die Finger an das Auge gelangen. Bei der akuten Bindehautentzündung kommt es zu Juckreiz, teilweise auch zu einem brennenden Gefühl. Die Bindehaut wird vermehrt durchblutet und dadurch gerötet. Der Reizzustand führt zu vermehrter Tränensekretion, die oft durch den zugeschwollenen Träsen-Nasen-Kanal nicht abfließen kann – das Auge tränt.

4.1.2 Schnupfen (Rhinitis)

Der allergische Schnupfen ist Folge der Allergeneinwirkung auf die Nasenschleimhaut. Das allergenhaltige Material (Pollen, Pilzsporen u.ä.) gelangt mit dem Luftstrom hierher. Im Sekret der Schleimhaut wird das eigentliche Allergen aus den Partikeln herausgelöst, diffundiert in die Schleimhaut und gelangt hier zu den mit IgE-Antikörpern beladenen Mastzellen. Damit wird die allergische Reaktion ausgelöst. Die Reizung von Nervenendigungen löst die charakteristischen Niesanfälle aus, durch vermehrte Sekretbildung und Übertritt von Blutflüssigkeit aus den erweiterten Gefäßen „läuft" die Nase. Bei längerem Allergenkontakt schwillt die Schleimhaut an – die Nase ist verstopft.

Abhängig von der Allergenexposition können die Beschwerden nur zeitweise (saisonal, z.B. während der Gräserblüte) oder auch ganzjährig (perennial; oft mit wechselnder Intensität) auftreten. Zeitpunkt und Dauer des Schnupfens können wertvolle Hinweise auf mögliche Ursachen geben. Ein saisonaler Schnupfen in den ersten Monaten des Jahres spricht für eine Auslösung durch Pollen frühblühender Bäume, später folgen Gräserpollen und schließlich ausgewählte Kräuter (s. Blütekalender, Abb. 11, S. 74). Bei unregelmäßig über das Jahr verteilten Beschwerden muß man z. B. an berufliche Kontakte, Hobbys u. ä. denken. Pilzsporen können ganzjährig Beschwerden – meist wechselnder Intensität – auslösen. Die durch Hausstaubmilben ausgelöste Allergie hat ein Maximum im Winter, tritt aber ebenfalls ganzjährig in Erscheinung.

Die durch Pollen ausgelöste saisonale Rhinitis schwankt hinsichtlich der Stärke der Beschwerden auch in der Saison erheblich – in Abhängigkeit vom Pollenflug. Am Ende der Saison klingen die Beschwerden vollständig ab. Die Gräserblüte überdauernde Komplikationen sind selten. Bestehen Beschwerden außerhalb der Saison, muß daher an zusätzliche Sensibilisierungen gedacht werden (Pilzsporen, Hausstaubmilbe).

Charakteristisch für den allergischen Schnupfen sind der heftige Juckreiz, die Niesattacken (bis zu zehnmal hintereinander), der starke Sekretfluß (die Nase läuft wie ein Brunnen) und die häufige Mitbeteiligung der Augen (Bindehautentzündung). Im Gegensatz zum Schnupfen als Folge einer Infektion (Erkältung) fehlen meist Kopfschmerzen und Fieber, Hauteinrisse an der Nasenöffnung und Allgemeinerscheinungen.

Die *Ursache* der saisonalen allergischen Rhinitis sind vor allem Pollen. Zwischen den Pollen der verschiedenen Gräser besteht eine ausgeprägte Allergenverwandtschaft. Auch zwischen den Pollen frühblühender Bäume besteht eine Allergenverwandtschaft (*Kreuzreaktivität*), wobei die Birkenpollen dominieren. Allerdings findet man nicht selten Patienten, die nur oder vor allem bei Kontakt mit speziellen Baumpollen (Weidenkätzchen, Hasel, Pappel) ihre Niesanfälle haben.

Ansonsten kommen als Ursache der allergischen Rhinitis alle Allergene in Frage, die auch ein allergisches Asthma verursachen (s. S. 43). Auch wenn die zeitlichen Zusammenhänge recht eindeutig scheinen, sollte eine exakte und ausreichend umfangreiche Allergensuche erfolgen. Hinter einem scheinbar klassischen Heuschnupfen kann sich auch eine Pilzsporenallergie verbergen, bzw. sie kann mit der Pollenallergie kombiniert sein. Im Zweifelsfall wird ein nasaler Provokationstest (s. S. 93) erforderlich.

Für die Behandlung stehen sehr wirksame Medikamente zur Verfügung (s. Kapitel 8). Die antiallergischen Medikamente können auch bei bevorstehendem unvermeidbarem Allergenkontakt vorbeugend genommen werden (Besuch bei Verwandten, die Haustiere halten; Zoobesuch u. ä.). Dennoch sollten die Möglichkeiten weitestgehend ausgeschöpft werden, künftige Kontakte zu meiden. Falls dies nicht gelingt, ist rechtzeitig eine Hyposensibilisierung einzuleiten.

4.1.3 Atemnotsanfälle (Asthma bronchiale)

Typisch für das Asthma sind Anfälle von schwerer Atemnot, doch gehören auch leichtere anhaltende Atemnotszustände und Reizhusten (obstruktive Bronchitis) zum Krankheitsbild. Diese Beschwerden sind keineswegs immer Folge einer allergischen Reaktion. Es gibt auch ein nichtallergisches Asthma – wenn auch manche Autoren behaupten, daß es in diesen Fällen nur nicht gelänge, die Allergie zu finden. Jedes Asthma bzw. jede asthmaähnliche Erkrankung bedarf einer eingehenden Untersuchung.

Die allergenhaltigen Partikel gelangen typischerweise mit dem Atemstrom auf die Oberfläche der kleineren Luftwege – seltener über die Blutbahn in diese (z. B. Nahrungs- oder Arzneimittel). Die eigentlichen Allergene werden aus den Partikeln herausgelöst, diffundieren in die Schleimhaut hinein und lösen dort die typische IgE-vermittelte allergische Reaktion aus. Die Sofortreaktion äußert sich innerhalb von 10–20 Minuten durch

- eine Verkrampfung der Atemwegsmuskulatur,
- eine Schwellung der Schleimhaut und
- eine vermehrte Produktion eines zähen Schleimes.

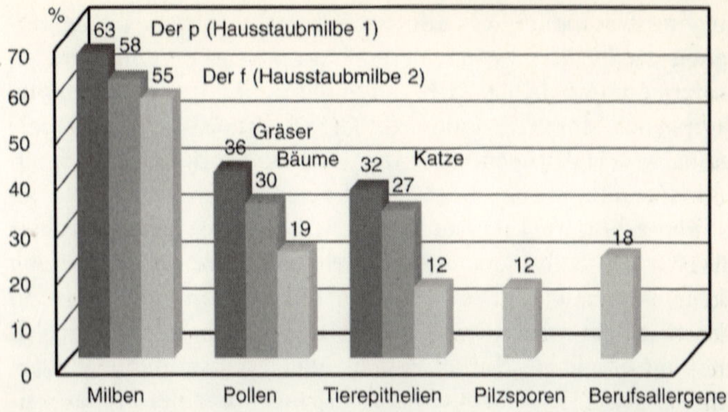

Abb. 8: Häufigste Ursachen des allergischen Asthmas (in %)

Der Querschnitt der Luftwege wird eingeengt – es kommt zur Atemnot. Der Patient kann vor allem nicht vollständig ausatmen, die Lunge wird überbläht. Begleitet wird dies von einem quälenden Reizhusten, der das zähe Sekret kaum entfernen kann.

Mit der Dauer des Allergenkontaktes entwickelt sich eine Entzündung der Bronchialschleimhaut, die sich für den Patienten in einer zunehmenden Empfindlichkeit gegen Reizeinwirkungen (Tabakrauch, Autoabgase usw.) äußert.

Als *Ursachen* des allergischen Asthmas kommen vor allem die in der Atemluft vorhandenen Allergene in Frage. (Inhalationsallergene, s. S. 72 ff.). Warum manche von ihnen vor allem – bzw. zuerst – einen Schnupfen auslösen, andere gleich ein Asthma, ist unklar. Die wichtigsten Ursachen eines allergischen Asthmas sind (Abb. 8)

- Hausstaubmilben, seltener auch andere Insekten (Speichermilben o.a.),
- Pollen von Gräsern (einschl. Getreide), seltener Pollen von Bäumen (Birke, Hasel, Erle) und Kräutern,
- Pilzsporen,
- tierische Allergene (Hautschuppen, Speichel, vor allem von Katze, seltener Hund, Meerschweinchen, Maus, Ratte, Pferd),
- berufsbedingte Allergenkontakte (s. Tab. 6, S. 82).

Bei der Behandlung des allergischen Asthmas steht die Beseitigung der Ursache – des Allergenkontaktes – im Vordergrund, sofern dies möglich ist, z.B. durch die Sanierung der Wohnung, evtl. auch durch Wohnungs- oder Wohnortwechsel, Entfernung von Haustieren, Aufgabe des Hobbys (Reiten), Vermeidung atemnotauslösender Medikamente (Schmerzmittel, bestimmte blutdrucksenkende Mittel) oder auch einen Wechsel des Berufes. Selbstverständlich müssen diese Bemühungen auch ungünstige unspezifische Faktoren (Rauchen!) einbeziehen. In manchen Fällen ist die spezifische Karenz nicht oder nicht vollständig möglich, z.B. bei Pollen- oder Hausstaubmilbenallergie. In diesen Fällen sollte nicht zu lange mit einer Hyposensibilisierung gezögert werden, sofern geeignete Präparate zur Verfügung stehen. Für die beiden genannten Beispiele ist dies gewährleistet. Die Erfolge sind etwas geringer als beim allergischen Schnupfen, die Behandlung muß auch etwas vorsichtiger erfolgen. Sie lohnt jedoch, da dies die einzige Möglichkeit ist, die Allergie an der Wurzel zu packen und die Entwicklung in ein Stadium zu verhindern oder zumindest zu verzögern, in dem die Medikamente nicht mehr anschlagen.

Die medikamentöse Behandlung kann drei Ziele verfolgen:
- die Verhinderung der allergischen Reaktion,
- die Beseitigung der allergischen Entzündung,
- die Erweiterung der Luftwege.

Meist werden diese Möglichkeiten kombiniert.

4.1.4 Entzündung der Lungenbläschen (Allergische Alveolitis)

Dieser relativ seltenen Erkrankung liegt eine Immunkomplexreaktion zugrunde (s.S. 19). Die inhalierten Allergene führen zur Produktion von IgG- und IgM-Antikörpern. Diese zirkulieren im gesamten Organismus und gelangen mit dem Blutstrom auch in die Luftbläschen der Lunge (*Alveolen*). Wird erneut das Allergen eingeatmet, kommt es zur Bindung zwischen Allergen und Antikörper in der Alveolarwandung. Es entwickelt sich eine immunologische Entzündung – die *Alveolitis*.

Klinisch tritt sie ebenfalls als Atemnot in Erscheinung, da die Aufnahme des Sauerstoffes behindert wird. Diese Atemnot ist aber nicht krampfartig. Mit jedem Allergenkontakt werden neue Entzündungsschübe ausgelöst und die Lunge allmählich im Sinne einer Lungenstarre (*Lungenfibrose*) umgebaut.

Eine solche Allergie wurde zuerst bei Bauern beobachtet (*Farmerlunge*). Sie kann aber auch bei anderen landwirtschaftlichen und verwandten Berufen auftreten, so z.B. bei der Verarbeitung von Zuckerrohr, bei Pilzzüchtern, bei Holzarbeitern, bei Vogelhaltern. Auch schlecht gewartete Klimaanlagen können durch die Verwirbelung von Mikroorganismen ähnliches bewirken. Verantwortlich sind verschiedene Bakterien, Pilzsporen, Vogelkot u.ä. In der Landwirtschaft wird diese Erkrankung vor allem in Regionen mit hoher Luftfeuchtigkeit beobachtet (ausgelöst durch verschimmeltes Heu). Ein Gramm verschimmelten Heues enthält viele Millionen solcher Sporen. Unter den etwa 160000 Tauben- und Vogelzüchtern Deutschlands sollen etwa 4 % an einer Alveolitis leiden (nach Fuchs, 1992).

4.2 Allergische Erkrankungen des Verdauungskanals

Der erste Kontakt mit dem Allergen findet in der Mundhöhle statt. Auslösend auf diesem Weg wirken vor allem Nahrungs- und Arzneimittel sowie zahnärztliche Materialien und Kosmetika.

4.2.1 Mundhöhle und Rachen

Durch Nahrungsmittel ausgelöste allergische Reaktionen der Mundhöhle *(orales Allergie-Syndrom)* gehören zu den Erkrankungen, die zwar schon länger bekannt sind, in den letzten Jahren jedoch immer häufiger beobachtet werden. Ihnen liegt meist eine anderweitig bedingte Allergie zugrunde (z.B. durch Birkenpollen oder Latex), die über Kreuzreaktionen zur Nahrungsmittelallergie führt (s. S. 57f.). Nach dem Biß z.B. in einen Apfel entwickelt sich in der Mundhöhle und an den Lippen ein brennendes, zum Teil auch pelziges Gefühl. Es kann

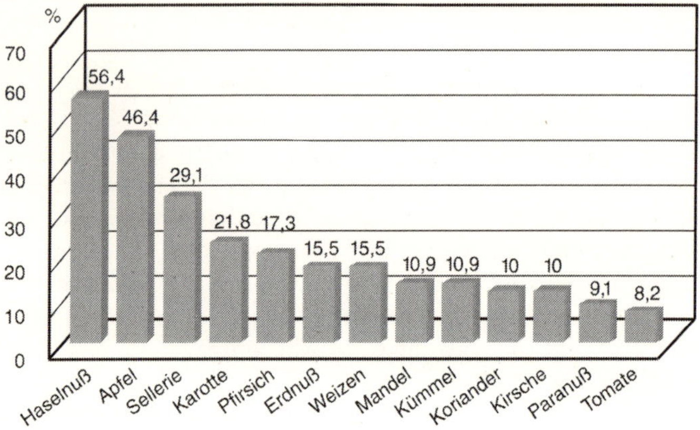

Abb. 9: Häufigste Ursachen des oralen Allergie-Syndroms (nach Wüthrich)

zur Schwellung kommen. Besonders unangenehm ist dies, wenn sich die Schwellung auf Rachen und Kehlkopf ausdehnt und mit Schluck- oder gar Atembeschwerden einhergeht. Neben Äpfeln können Rohgemüse (vor allem Karotten und Sellerie) und Nüsse (vor allem Haselnuß und Mandeln) solche Reaktionen auslösen (Abb. 9).

Eine weitere Form der allergischen Reaktion ist das *Quincke-Ödem* (s. S. 49). Es wird nicht durch äußeren Kontakt, sondern von der Blutbahn her ausgelöst – analog der Reaktion an der äußeren Haut. Spezielle auslösende Allergene gibt es nicht. Eine eingehende Diagnostik ist dringend erforderlich, da bedrohliche Schwellungen im Kehlkopfbereich noch häufiger als beim oralen Allergie-Syndrom sind.

Ein anderer Mechanismus und auch andere Ursachen liegen den allergischen Reaktionen zugrunde, die durch zahnärztliche Materialien, Medikamente und Kosmetika ausgelöst werden. Hier handelt es sich um *Kontaktallergien* (s. S. 50 f.). Als Ursache kommen in Frage

– Zahnersatzmaterialien: Kunststoffe, u.a. Prothesenmaterialien, Legierungen mit Quecksilber, Nickel, Palladium, Gold; Gummi (Latex).

- Arzneimittel, Desinfektionsmittel, Füllmassen für Zahndefekte usw.
- Zahnpasta, Mundwässer, Lippenstifte etc.

Typischerweise ist die Entzündung – zumindest zu Beginn – auf die Kontaktflächen beschränkt, z.B. auf die benachbarte Wangenschleimhaut bei Zahnersatz, bei Prothesen auf die Schleimhaut des betreffenden Kiefers. Im Laufe der Zeit kann sie sich jedoch auf die gesamte Mundhöhle ausdehnen oder sogar auf die Lippen und äußere Haut übergreifen.

4.2.2 Tiefere Abschnitte des Magen-Darm-Kanals

Allergische Reaktionen der *Speiseröhre* sind relativ selten – vermutlich dadurch bedingt, daß Speisen diesen Abschnitt meist relativ rasch passieren. Allergische Reaktionen des *Magens* können sich als Übelkeit und Erbrechen, möglicherweise auch als echte Magenschleimhautentzündung äußern, die sich schwer von solchen aus anderen Ursachen, nervösem Reizmagen u.ä., abgrenzen lassen. Zeitweise wurden allergische Mechanismen auch für die Entstehung von Magengeschwüren verantwortlich gemacht. Inzwischen konnte gezeigt werden, daß eine Infektion (*Helicobacter pylori*) die wichtigste Ursache ist.

Bei allergischen Reaktionen des *Darmes* stehen Blähungen, Plätschergeräusche, diffuse Leibschmerzen und Durchfälle im Vordergrund. Es wurde immer wieder vermutet, daß die chronische Dickdarmentzündung (*Colitis ulcerosa*) durch eine Allergie entsteht. Bei kritischer Bewertung dürfte dies aber nur für einen Teil der Patienten zutreffen. Nach der Allergenaufnahme durch den Darm kann es auch zu Allgemeinerscheinungen kommen, z.B. allgemeine Quaddelsucht, Atemnot oder Blutdruckabfall.

Je weiter der betroffene Darmabschnitt vom Mund entfernt ist, um so mehr Zeit vergeht zwischen Aufnahme des Allergens und dem Beginn der Beschwerden. Falls der Darm betroffen ist, können dies 6–8 Stunden sein, was natürlich die Diagnostik erschwert. Selten aufgenommene Allergene lösen in der Regel akute Beschwerden aus, regelmäßig aufgenommene (Grundnahrungsmittel) chronische.

4.3 Allergische Hautreaktionen

Typische allergische Hauterkrankungen sind die Quaddel- oder Nesselsucht (*Urtikaria*), ausgedehnte, umschriebene, aber schmerzlose Schwellungen (*Quincke-* oder *angioneurotisches Ödem*), die atopische Dermatitis (*Neurodermitis*), fleckige Hautrötungen (*Exantheme*) und das Kontaktekzem.

4.3.1 Quaddelsucht (Urtikaria)

Charakteristisch sind die flohstichartigen Quaddeln, die sich mehr oder weniger über den ganzen Körper ausbreiten und meist mit heftigem Juckreiz einhergehen. Die einzelnen Herde sind blaßrot erhaben und von einem flachen, stärker roten Hof umgeben. Der Durchmesser der Quaddel kann von wenigen Millimetern bis zu zehn und mehr Zentimetern reichen. Die Hautveränderungen entwickeln sich meist relativ rasch und können sich in kurzer Zeit in Schüben über den ganzen Körper ausbreiten und dabei auch girlandenähnlich miteinander verschmelzen. An der Oberfläche bilden sich manchmal kleine Bläschen. Vereinzelt sind auch die Schleimhaut des Mundes oder tieferer Abschnitte des Magen-Darm-Kanals betroffen. Obwohl bei jeder akuten Urtikaria an eine Allergie zu denken ist, kann eine solche Ursache nur bei etwa einem Drittel der Fälle nachgewiesen werden – bei der akuten Form häufiger als bei einer Urtikaria, die über längere Zeit besteht oder immer wieder auftritt. Die häufigsten Ursachen sind Nahrungs- und Arzneimittel, die auf dem Blutweg in die Haut gelangen. Vereinzelt kann die Urtikaria auch durch unmittelbaren Kontakt mit dem Allergen ausgelöst werden (*Kontakturtikaria*). Recht typisch ist dies für die Latexallergie, die sich oft zuerst als Urtikaria im von Handschuhen bedeckten Bereich der Hände entwickelt.

4.3.2 Quincke- oder angioneurotisches Ödem

Beim Quincke-Ödem sitzt die Schwellung tiefer als bei der Urtikaria und ist vor allem viel ausgedehnter. Schmerzen gehören nicht zum Quincke-Ödem, es sei denn, daß sie durch Druck auf die Umgebung ausgelöst sind. Gefährlich sind solche Schwellungen im Bereich des Rachens und Kehlkopfs, da Erstickungsgefahr besteht. Schwellungen im Magen-Darm-Kanal können zu einem ebenfalls bedrohlichen Darmverschluß führen. Das Quincke-Ödem ist keineswegs immer durch eine Allergie bedingt. Eine spezielle Form entwickelt sich bei einem erblichen Mangel an einem speziellen Enzym.

Urtikaria und Quincke-Ödem beruhen – sofern eine Allergie zugrunde liegt – auf einer IgE-vermittelten Reaktion. Die gemeinsame Ursache zeigt sich nicht selten auch im gemeinsamen Auftreten. Das Allergen gelangt auf dem Blutwege in die Haut. In erster Linie kommen Nahrungsmittel als Ursache in Frage, gefolgt von Medikamenten. Während bei der akuten – oft einmaligen – Reaktion eine Allergie relativ häufig ist, ist sie bei der chronischen – über Wochen und Monate immer wieder auftretenden – Form relativ selten. Unter den genannten Ursachen gibt es keine besondere Häufung – jedes Allergen kann eine Urtikaria oder ein Quincke-Ödem auslösen. Vereinzelt gehen auch Wurmerkrankungen mit einer Urtikaria einher.

4.3.3 Endogenes Ekzem (atopische Dermatitis, Neurodermitis)

Die exakte wissenschaftliche Bezeichnung ist „atopische Dermatitis“, da es sich um eine Erkrankung handelt, die zu den „Atopien“ (s. S. 11) gehört (häufige Kombination mit Asthma, stark erhöhte IgE-Werte) und mit einer Hautentzündung einhergeht. Der Begriff Ekzem ist für Kontaktallergien reserviert (s. S. 50f.). Die Bezeichnung „Neurodermitis“ weist auf die Beteiligung des Nervensystems hin.

Die Erkrankung verläuft meist schubweise. Auslösend können sehr unterschiedliche Faktoren wirken – nicht nur der Allergenkontakt. So kann es zu Schüben nach starkem Schwitzen, Kontakt mit Seife oder anderen Wachmitteln, Genuß stark gewürzter Speisen, Alkohol, aber auch psychischen Störungen kommen. Als Allergene wurden und werden besonders oft Nahrungsmittel verdächtigt – insbesondere Milch, Hühnereiweiß, Soja, Erdnuß, Getreideprodukte, Fisch und andere Meeresfrüchte sowie Obst. Dies trifft zweifellos für manche Fälle zu. In jüngster Zeit mehren sich jedoch Hinweise, daß auch der Allergenkontakt mit der Haut bedeutsam ist. So wurden Sensibilisierungen durch Hausstaubmilben, Pollen und Tierhaare/Epithelien als Ursachen identifiziert. Im Gegensatz zu anderen Allergien findet sich bei atopischer Dermatitis oft eine Sensibilisierung durch verschiedene und unterschiedliche Allergene (*Polysensibilisierung*).

4.3.4 Allergisches Kontaktekzem

Im Gegensatz zur atopischen Dermatitis ist das Kontaktekzem

- zumindest zu Beginn auf die unmittelbare Kontaktfläche begrenzt (die Lokalisation kann zudem Hinweise auf auslösende Ursachen geben),
- nicht durch IgE-Antikörper, sondern durch spezifisch reaktionsbereite T-Lymphozyten verursacht (s. S. 20).

Es kann in jedem Lebensalter auftreten, bevorzugt jedoch – wegen der reichlicheren Kontaktmöglichkeiten – im mittleren Lebensalter. Im akuten Stadium besteht auch hier eine Hautentzündung mit Rötung, Bläschenbildung und nässender Oberfläche. Das Sekret trocknet ein und bildet Krusten. Bei chronischem Verlauf verdickt sich die Haut mit vergröberter Faltenbildung, umschriebenen Verdickungen (Papeln) und feiner Schuppung. Alle Stadien gehen mit Juckreiz einher, der jedoch weniger stark ist als bei der atopischen Dermatitis. Die Hautveränderungen sind zunächst meist auf die Bereiche beschränkt, die Kontakt mit dem Allergen haben, z.B. die Finger oder die Augenlider. Aber auch an mittelbaren Kontakt ist zu denken (Verschmieren durch die Finger ins Gesicht). In ähnlicher Weise kann sich eine Allergie der Schleimhäute entwikkeln (z.B. in der Mundhöhle, am After). Gelingt es, die Ursache zu meiden, klingen die Hautveränderungen meist restlos ab.

Ursache: Im Gegensatz zu den Allergenen der Typ-I-Reaktion handelt es sich hier meist um niedermolekulare Verbindungen (z.B. Arzneimittel, Kosmetika). Mit ihrem Molekulargewicht um oder unter 1000 sind sie Halbantigene. Sie können erst nach Komplettierung mit einem Trägermolekül zum Vollantigen werden (s.S. 20). Dabei spielt eine gewisse Rolle, daß es sich meist um recht reaktionsfreudige Verbindungen handelt. Vereinzelt entsteht das eigentliche Allergen erst unter der Einwirkung von UV-Strahlen (Photoallergie). Bisher wurden mehr als 3000 Kontaktallergene identifiziert. Nationale und internationale Kontaktallergie-Gruppen verfolgen die Entwicklung und sorgen z.B. dafür, daß bei der Testung die wichtigsten Allergene einbezogen werden (s.S. 80f.).

Diagnostik: Der typische Befund erlaubt oft bereits eine Diagnose durch den Betroffenen. Die Diagnostik ist jedoch erst dann abgeschlossen, wenn die verursachende(n) Substanz(en) identifiziert wurde(n). Gewisse Hinweise kann dafür die Lokalisation geben (mod. nach Fuchs, 1992):

Behaarter Kopf: Haarwasser, Shampoo, Farben, Haarfestiger, Dauerwellenpräparate, Haarspangen.

Gesicht: Kosmetika wie Cremes, Make-up, Reinigungsmittel, aber auch Stäube oder flüchtige Substanzen (Pflanzendüfte, Pollen).

Mundbereich: Lippenstift, Zahnpasta, Mundwasser, Kaugummi, zahnärztliche Medikamente oder Materialien.

Ohren: Ohrringe, Brillengestelle, Ohrentropfen.

Hals: Schmuck (Metalle), Waschmittel (Hemdkragen).

Körper: Kleidung (Appretur, Waschmittel, Fasern, Farben), Kosmetika und Hautpflegemittel, Metallverschlüsse; vereinzelt auch über den Mund aufgenommene Arznei- und Nahrungsmittel.

Hände: berufsbedingte Kontakte, Handschuhe (Leder, Gummi), Latex, Hautschutzmittel, Ringe, Münzen.

Die eigentliche Identifizierung des Allergens erfolgt im Läppchentest (Epikutantest, s.S. 90).

4.4 Allergische Allgemeinreaktionen (Anaphylaxie)

Zu allergischen Allgemeinreaktionen kommt es entweder, wenn das Allergen in die Blutbahn gelangt (z.B. nach der Aufnahme durch den Darm oder aber durch Injektion z.B. eines allergenen Medikaments, aber auch z.B. durch einen Insektenstich). Der Organismus kann aber auch bei einer schweren Reaktion mit Botenstoffen überschwemmt werden (Histamin, Leukotriene usw.).

Nach dem Schweregrad unterscheidet man:

Stadium I: allgemeiner Juckreiz, später auch Quaddeln (Urtikaria) mit leichtem Unbehagen oder Angstgefühl.

Stadium II: wie Stadium I, zusätzlich aber Beklemmung, Übelkeit, Erbrechen, Leibschmerzen oder Schwindel,

Stadium III: zusätzlich Atemnot oder Verwirrtheitszustände,

Stadium IV: Blutdruckabfall, Bewußtlosigkeit, Urin- und Stuhlabgang.

Nicht selten kündigt sich eine bedrohliche Reaktion durch ein Brennen oder Hitzegefühl im Rachen sowie Jucken an Handtellern und Fußsohlen an.

Die häufigsten Ursachen dieser lebensbedrohlichen Situation sind

- Arzneimittel (vor allem Allergene, Impfstoffe, Antibiotika), ca. 50 %,
- Nahrungsmittel (vor allem Erdnüsse und andere Nüsse, Sellerie, Fisch, Gewürze), ca. 30 %,
- Insektenstiche (s. S. 64).

Solchen Allgemeinreaktionen liegt in der Regel eine IgE-vermittelte Allergie zugrunde. Die gleichen Beschwerden können jedoch auch ohne nachweisbare Allergie ausgelöst sein (Pseudoallergie bzw. anaphylaktoide Reaktion). Am bekanntesten ist dies nach Kontakt zu manchen Arzneimitteln (Schmerzmittel, Medikamente zur lokalen Betäubung, Röntgenkontrastmittel usw.).

Behandlung: Das Schicksal kann sich in wenigen Minuten

entscheiden. Richtiges Handeln ist daher von besonderer Bedeutung. Wurde ein Medikament z.B. in den Arm gespritzt (etwa Allergenextrakte im Rahmen der Hyposensibilisierung), kann man versuchen, durch Abbinden des Armes den Einstrom in die Blutbahn zu verzögern – meist allerdings ohne größeren Erfolg. Der bewußtlose Patient sollte in die „stabile Seitenlage" gebracht werden, d.h. in eine Seitenlage, die durch den nach hinten gestreckten tieferen Arm stabilisiert wird. Der Kopf sollte möglichst tief liegen, damit evtl. Erbrochenes nicht in die Luftwege gelangt und diese verschließt. Ist der Patient noch ansprechbar, kann man bei Rückenlage Arme und Beine anheben, um auf diese Weise möglichst viel Blut in den Körper zur Versorgung der inneren Organe zu bringen.

Patienten, die zu solch bedrohlichen Reaktionen neigen (z.B. Insektengiftallergiker), erhalten oft ein *Notfallbesteck* (s.S. 67f.). Da der Laie nur in beschränktem Maße helfen kann, ist unverzüglich für ärztliche Hilfe zu sorgen. Gefährdete Allergiker sollten in entsprechenden Situationen (Spaziergang im Wald, Camping usw.) immer ihr Notfallbesteck mit sich führen und auch Angehörige im sachgerechten Gebrauch unterweisen. Wichtig ist auch der Allergie-Paß, aus dem der Arzt ersieht, welche Allergie vermutlich vorliegt und welche Medikamente möglicherweise nicht vertragen werden.

5. Einige besondere Allergieformen

5.1 Nahrungsmittelallergie

Nicht jede Unverträglichkeit von Nahrungsmitteln wird durch eine Allergie verursacht. Erinnert sei an Giftpilze, verdorbenen Fisch (enthält große Mengen Histamin!), mit Krankheitserregern infizierte Eier, Fleisch oder Eis. Manche Menschen vertragen zudem bestimmte Speisen nicht, da ihnen Enzyme für deren Verwertung fehlen (z.B. Milchzucker oder andere Zuckerarten) oder auch aus noch unbekannten Gründen (z.B. Klebereiweiße von Getreidemehlen).

Der Nachweis einer Nahrungsmittelallergie ist gewissermaßen die „hohe Kunst" der Allergologie. Dies ist dadurch bedingt, daß

- viele Nahrungsmittelallergene recht instabil und damit deren Allergenextrakte wenig zuverlässig in der Diagnostik sind,
- manche Beschwerden nicht zu objektivieren sind,
- auch nichtallergische Reaktionen (durch Nahrungsmittelzusatzstoffe, Infektionen) ähnliche Erscheinungen auslösen können.

Aus diesen Gründen wird eine Nahrungsmittelallergie wesentlich häufiger vermutet, als dies zu beweisen ist – und wahrscheinlich auch tatsächlich besteht.

Etwa 10% der Bevölkerung – in manchen Untersuchungen sogar bis zu 20% – glauben, an einer Nahrungsmittelallergie zu leiden. Eingehende Untersuchungen zeigten, daß dies bei Kindern in 2–3 (0,3–7,5)%, bei Erwachsenen in 1–2% tatsächlich der Fall ist. Noch seltener sind gesicherte Unverträglichkeiten von Nahrungsmittelzusatzstoffen (0,1–0,2%). Nicht selten wird das Bedürfnis des Patienten, eine Ursache seiner Beschwerden zu finden, in unkritischer Weise mit fragwürdigen Untersuchungsmethoden befriedigt (Bioresonanz, nicht wissenschaftlich überprüfte Labormethoden usw.).

Bei Kleinkindern ist die Nahrungsmittelallergie in etwa zwei Dritteln der Fälle eine vorübergehende Situation. Sie klingt mit der Reifung des Darmes und seiner Funktionen ab. Bei Erwachsenen bleibt die Allergie hingegen meist lebenslang bestehen.

5.1.1 Klinische Erscheinungen

Je nachdem, ob die allergischen Symptome durch selten oder regelmäßig aufgenommene Nahrungsmittel ausgelöst sind, ist das Erscheinungsbild sehr unterschiedlich. Im ersteren Fall entwickeln sich meist akute (z.B. nach Erdnuß, Kiwi), im letzteren dominieren chronische, oft schwer zu deutende Beschwerden, z.B. Leibschmerzen, Durchfälle. Ein spezielles Erscheinungsbild, welches in letzter Zeit zunehmend beobachtet wird, ist das „orale Allergie-Syndrom“ (s. S. 45).

Allergische Reaktionen in den tieferen Abschnitten des Magen-Darm-Kanals können sich als Übelkeit, Erbrechen, Krampfzustände im Bereich der Speiseröhre, akute Magenschleimhautentzündung, Koliken, Blähungen und Durchfälle äußern. Da dieselben Erscheinungen auch ohne Beteiligung einer Allergie auftreten können (andere Unverträglichkeitserscheinungen, Infektionen), ist die Diagnostik oft schwierig.

Nach der Aufnahme des Nahrungsmittels durch den Darm können sich auch darmferne Beschwerden einstellen, z.B. Juckreiz oder Quaddelsucht (Urtikaria), Verstärkung von Hautentzündungen (Neurodermitis), Schnupfen, Asthmaanfälle, gelegentlich auch Kreislaufbeschwerden bis hin zum tödlichen anaphylaktischen Schock. Sehr selten ist eine Nahrungsmittelallergie Ursache für Migräne, Gelenkergüsse u.ä.

Lebensbedrohlich können akute Kreislaufreaktionen sein (anaphylaktischer Schock). Ursachen solcher dramatischen Erscheinungen sind vor allem Erdnuß, echte Nüsse, Sellerie, Samen und Körner (Sesam, Hirse), Meeresfrüchte, Gewürze und Kiwi – seltener Grundnahrungsmittel wie Getreidemehle, Milch und Fleisch. Nahrungsmittelallergien sind die Ursache für etwa ein Drittel der tödlich verlaufenden anaphylaktischen Reaktionen.

Hochempfindliche Allergiker sind dadurch gefährdet, daß manche der genannten Substanzen oft undeklariert verarbeitet werden (Erdnuß, Sellerie und andere Gewürze, Nüsse) und manchmal bereits Spuren lebensbedrohliche Reaktionen auslösen können (s. S. 52). Nicht selten entwickeln sich stärkere Kreislaufreaktionen – aber auch andere Formen der Nahrungsmittelallergie – nur, wenn die Nahrungsaufnahme z.B. mit körperlicher Belastung, psychischem Streß, Erkältungen u. ä. verbunden ist. Auch die gleichzeitige Aufnahme mehrerer für den Betroffenen bedeutsamer Allergene kann eine Ursache sein. Schließlich spielen auch die Menge, die Art der Zubereitung, vorübergehende Verdauungsstörungen aus anderen Gründen, der gleichzeitige Genuß von Alkohol oder Kaffee oder die Einnahme von Medikamenten eine Rolle. Alles dies erklärt, daß die Verträglichkeit der betreffenden Nahrungsmittel erheblich schwanken kann.

5.1.2 Nahrungsmittelallergene

Bei üblicher Ernährung werden in 24 Stunden etwa 120 Substanzen aufgenommen, die eine Allergie auslösen können. Tatsächlich spielt aber nur einer beschränkte Zahl in der Praxis eine Rolle. Die Ursachen von Nahrungsmittelallergien wechseln mit dem Lebensalter. Während bei Kleinkindern tierische Proteine (Kuhmilch, Hühnerei) im Vordergrund stehen, ist bei Erwachsenen das Spektrum der Nahrungsmittelallergene wesentlich breiter (Tab. 2).

Tab. 2: Häufigste Ursachen von Nahrungsmittelallergien

Nahrungsmittel	Erwachsene	Kinder
Früchte	35 (5–75) %	8 %
Nüsse	23 (9–32) %	5 %
Gewürze	18 (2–30,3) %	?
Fische, Meeresfrüchte	10 (5,6–15) %	5 %
Getreidemehle	7 (3–39) %	4 %
Kuhmilch	7 (0–16) %	70 %
Hühnerei	4 (0–7) %	40 %

Pflanzliche Produkte

Getreideprodukte wirken relativ selten als Allergene, obwohl sie zu den Grundnahrungsmitteln gehören und tagtäglich aufgenommen werden in Form von Brot, Brötchen, Gebäck, Soßen, Suppen, Puddings, Müsli, Schokolade, aber auch als Bier oder andere malzhaltige Getränke. Meist bestehen Kreuzreaktionen zwischen den verschiedenen Getreidearten, doch sind auch isolierte Sensibilisierungen z.B. durch Weizenmehl möglich. Bemerkenswert ist die Beobachtung, daß Bäcker mit einem Mehlasthma Mehl oder Mehlprodukte in der Regel vertragen, wenn sie gegessen werden.

Hülsenfrüchte spielen als Allergene eine sehr unterschiedliche Rolle. Das eine Extrem ist die hierher gehörende Erdnuß, die schon in Spuren Schockreaktionen auslösen kann, das andere Extrem sind Bohnen, Erbsen und Linsen, die recht selten und meist milde allergische Reaktionen verursachen. Eine Mittelstellung nimmt die Sojabohne ein. Die Erdnuß ist wegen der oft hochgradigen Sensibilisierung und der verbreiteten – aber nicht immer deklarierten – Anwendung ein besonderes Sorgenkind. Die Erdnußallergie zeigt steigende Tendenz. In den USA macht sie bereits 20 % aller Nahrungsmittelallergien aus und ist nicht selten Ursache von Todesfällen. Dementsprechend vorsichtig muß die Diagnostik erfolgen. Kreuzreaktionen mit echten Nüssen sind selten.

Sojaproteine spielen bisher in der Ernährung des Menschen eine geringe Rolle. Bedenklich ist die oft nicht deklarierte Verwendung in Back- und Süßwaren, Fleischerzeugnissen, Gewürzmischungen, Müsli, Fertiggerichten, Diät- und Reformprodukten und selbst in Babykost. Andererseits kann bei Kleinkindern mit Kuhmilchallergie auf Sojapräparate ausgewichen werden, wenngleich es auch kritische Stimmen gibt. Zumindest besteht keine Kreuzreaktivität. Sojaöl enthält nur wenig Allergen. Zu den Hülsenfrüchten gehört auch die gelegentlich allergene Guarpflanze, deren Mehl als Dickungsmittel z.B. für Joghurt, Käse, Softeis, Soßen und Suppen verwendet wird.

Gemüse und verwandte Nahrungsmittel: Sellerie spielt sowohl wegen der Häufigkeit (bis zu 40 % aller Nahrungsmittelallergien) wie auch des Schweregrades der Reaktionen eine besondere Rolle. Meist ist die Sellerieallergie mit einer Allergie gegenüber Beifußpollen, z.T. auch gegenüber anderen Gewürzen, kombiniert (Sellerie-Beifuß-Gewürzsyndrom, s. Abb. 10). Seltenere Ursachen einer Gemüseallergie sind Karotten, Artischocken, Kartoffeln (vor allem rohe Kartoffeln an der äußeren Haut), Tomaten, Spargel und Kohl.

Obst: Diese Allergie ist oft kombiniert mit einer – meist früher aufgetretenen Birkenpollenallergie, seltener mit einer Latexallergie. Die häufigsten Ursachen sind Äpfel und Erdbeeren, die massivsten Reaktionen wurden nach Kiwi beobachtet.

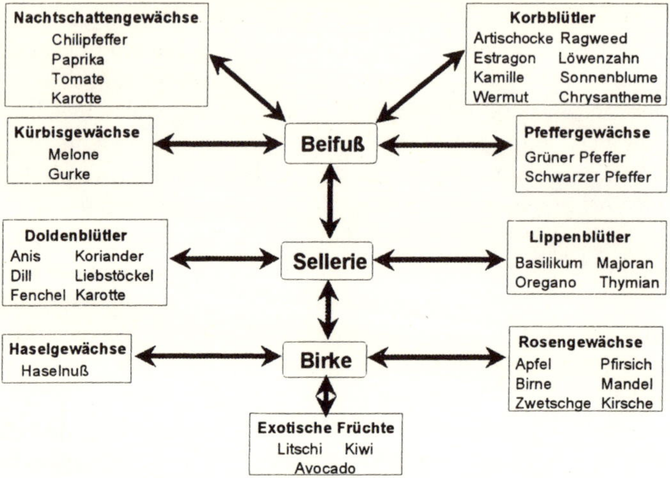

Abb. 10: Kreuzreaktionen zwischen Pollen, Obst und Gewürzen (nach Wüthrich)

Nüsse: An erster Stelle steht die Haselnuß (mit Kreuzreaktionen zu Hasel- und Birkenpollen), nicht selten auch mit hochgradigen Reaktionen. Mit fallender Häufigkeit folgen Paranuß, Pekannuß, Kokosnuß und Pistazie. Die Erdnuß gehört zu den Hülsenfrüchten (s. S. 57)!

Samen: Durch Samen ausgelöste Allergien gewinnen mit dem Trend zur Bio-Kost an Bedeutung. Z.T. bedrohliche Reaktionen wurden nach Genuß von Sesam, Sonnenblumensamen und Johannisbrotkernmehl beobachtet.

Gewürze: Kreuzreaktionen innerhalb der Gewürze sind nicht selten, doch sind auch isolierte Sensibilisierungen möglich. Bemerkenswert sind Kreuzreaktionen zu Pollen und Sellerie (s. Abb. 10): Häufigste Ursachen allergischer Reaktionen sind Pfeffer, Muskat, Petersilie und Curry.

Gentechnisch veränderte Pflanzen: Sie erfahren besonderes öffentliches Interesse, wird doch die Zunahme allergischer Reaktionen durch solche Manipulationen befürchtet. Tatsächlich kam es nach der Übertragung eines Paranußgens auf die Sojapflanze (zur Verbesserung des Gehalts an wichtigen Aminosäuren) zur Unverträglichkeit des „verbesserten" Sojaeiweißes für Paranußallergiker. Umfangreiche – auch allergologische – Voruntersuchungen machen jedoch ein solches Ereignis vorhersehbar und führen entweder zu einem Verzicht oder zu einer entsprechenden Deklaration. Andererseits besteht die Möglichkeit, mit gentechnischen Maßnahmen die Produktion von Allergenen zu hemmen. Auf diese Weise konnte ein allergenarmer Reis gewonnen werden. In ähnlicher Weise bemüht man sich um die Verringerung der Allergenität von Apfel, Erdnuß und Soja. Diese vermutlich unverzichtbaren Entwicklungen sollten daher durchaus kritisch, aber vernünftig begleitet werden. Ohne – wohlüberlegte und kontrollierte – gentechnische Veränderungen ist langfristig die Ernährung der Weltbevölkerung kaum zu sichern. Hauptziele der gentechnischen Veränderungen sind

- die Erhöhung der Resistenz gegenüber Krankheitserregern,
- die Verbesserung der Produktivität in klimatisch ungünstigen Regionen,
- die Verbesserung der Haltbarkeit (damit auch der Verträglichkeit!),
- die Verbesserung des Nährwertes (Stärkegehalt der Kartoffel, Fettsäuren im Rapsöl, lebenswichtige Aminosäuren in der Sojabohne).

Tierische Produkte

Milch: Die Kuhmilchallergie steht im frühen Kindesalter ganz im Vordergrund. Oft klingt sie – mit der Reifung des Darmes – innerhalb weniger Monate wieder ab. Am Ende des ersten Jahres können bis zu zwei Drittel der Betroffenen Milch wieder vertragen. Nicht selten tritt allerdings im weiteren Leben eine andere Allergie in Erscheinung. Kuhmilch kann Kreuzreaktionen zur Milch anderer Tierarten zeigen. Als Ausweichmöglichkeit bietet sich Sojamilch an.

Hühnereier: Die wirksamsten Allergene finden sich im Eiklar. Ein Teil der Betroffenen kann gebratene oder gekochte

Eier vertragen. Bei hochgradiger Sensibilisierung können Probleme durch die verbreitete Verwendung ohne entsprechende Deklaration entstehen.

Fisch und andere Meeresfrüchte: Die Häufigkeit dieser Allergie geht etwa mit dem jeweiligen Verzehr parallel und ist an der Küste bzw. in Küstenländern am höchsten (18–39 % aller Nahrungsmittelallergien). Die Allergene sind meist hitzestabil, so daß gekochter oder gebratener Fisch ebenfalls nicht vertragen wird. Bei hochgradiger Allergie können selbst Fischgeruch oder Spuren im Lebertran Reaktionen auslösen. Das Spektrum der Sensibilisierung reicht von der Unverträglichkeit aller Fischarten (Süß- und Seewasserfische; sehr häufig) bis zur Unverträglichkeit einer einzigen Fischart. Auch Fischallergien können hochgradig sein und durch unvermuteten Genuß bedrohlich verlaufen. *Schalen- und Weichtiere* (Garnelen, Flußkrebse, Hummer, Tintenfisch, Schnecken) zeigen innerhalb der beiden Gruppen oft Kreuzreaktionen, seltener zwischen den beiden Gruppen und noch seltener zu den Fischen. Auch hier sind hochgradige Sensibilisierungen möglich.

Nahrungsmittelzusatzstoffe

Die Nahrungsmittelzusatzstoffe oder E-Stoffe – nach ihrer mit E (von Euro bzw. eßbar) beginnenden Numerierung – haben in besonderem Maße Diskussionen ausgelöst. Es handelt sich um Stoffe, die

- das Aussehen von Nahrungsmitteln verbessern (z.B. Farbstoffe),
- den Geschmack verstärken oder verändern,
- die Konsistenz für den vorgesehenen Zweck verbessern und/oder
- die Haltbarkeit verlängern (Konservierungsmittel, Antioxidantien).

Ein Teil von ihnen wird seit Jahrhunderten z.B. bei der Herstellung von Brot, Wein, Bier oder Käse verwendet. Die kritische Diskussion in der Bevölkerung ist keineswegs unbegründet, geht aber oft über das Ausmaß der Gefährdung hinaus.

Zudem birgt die Flucht in eine „natürliche“ Ernährung die Gefahr des Anstieges bisher seltenerer Allergien (z.B. Sesam, Sonnenblumenkerne, Hirse usw.). Richtig und wichtig ist aber die Forderung nach einer umfassenden Deklaration.

Weniger als 1% der Bevölkerung ist durch Unverträglichkeiten gefährdet. Echte Vergiftungen werden durch die rigorosen Zulassungsbeschränkungen verhindert. Nicht auszuschließen – weil auf individuellen Besonderheiten beruhend – sind jedoch allergische oder pseudoallergische bzw. Intoleranz-Reaktionen.

Allergische Reaktionen wurden z.B. nach manchen Farbstoffen, Konservierungsmitteln (z.B. Benzoesäure), natürlichen Mitteln zur Verbesserung der Konsistenz (Guar-, Johannisbrotkernmehl) und Süßstoff (Aspartam) beobachtet. Bedeutsamer sind jedoch pseudoallergische Reaktionen, d.h. allergieähnliche Erscheinungen ohne Beteiligung immunologischer Mechanismen. Sie können sich als Quaddelsucht oder asthmatische Beschwerden zeigen. Häufiger sind allerdings uncharakteristische Erscheinungen, wie Kopfschmerzen, Nervosität, Kreislaufbeschwerden u.a.m. Nur in einem Teil der Fälle wurde ein ursächlicher Zusammenhang bewiesen. Unverträglichkeiten konnten vereinzelt gesichert werden:

Nach dem gelben Farbstoff Tartrazin (E102) wurden Hautreaktionen und asthmatische Beschwerden beobachtet – allerdings wesentlich seltener als ursprünglich angenommen.

Sulfite (E220–228) werden z.B. zur Verlängerung der Haltbarkeit und Verbesserung des Aussehens verwendet (aber zunehmend eingeschränkt). Sie können asthmatische Reaktionen, seltener Hauterscheinungen oder Magen-Darm-Beschwerden auslösen – meist allerdings, wenn ähnliche Beschwerden bereits vorher bestanden.

Glutamate (E620–625) werden asiatischen Gerichten, aber auch sonst als Geschmacksverstärker zugesetzt. Glutaminsäure ist in Mengen bis zu 4 g/Tag normaler Bestandteil unserer Nahrung. Bei manchen Personen können höhere Dosen Kopfschmerzen, Brennen im Nacken, Beklemmung, Schweißausbrüche und andere Symptome auslösen („Chinesisches-Restaurant-Syndrom"). Aus diesem Grunde werden Glutamatzusätze heute meist deklariert.

Weitere Beispiele sind Antioxidantien (E300–321), Emulgatoren und Säuerungsmittel (E322–375), Dickungs- und Geliermittel (E400–415) sowie Süßstoffe (E951). Einzelheiten würden jedoch hier den Rahmen sprengen. Bei entsprechendem Verdacht sollte der Rat eines Allergologen oder Spezialisten für Magen-Darm-Erkrankungen eingeholt werden.

5.1.3 Diagnostik

Der Nachweis einer Nahrungsmittelallergie erfolgt mit den auf S. 83ff. skizzierten Methoden. Einige Besonderheiten ergeben sich allerdings dadurch, daß
- manche Allergene sehr instabil sind (vor allem Obst),
- die Reaktionen meist nicht gemessen oder gesehen werden können (Übelkeit, Leibschmerzen usw.).

Aus dem erstgenannten Grund testet man oft mit frischen Nahrungsmitteln im „Prick-Prick-Test" an der Haut: Nachdem eine Lanzette zuvor in das betreffende frische Nahrungsmittel eingestochen bzw. mit ihm benetzt wurde, wird mit ihr die Haut leicht geritzt. Das zweite Argument führte zu Modifikationen des Provokationstests: Das verdächtige Nahrungsmittel wird in unveränderter Form zugeführt (gegessen) – aber möglichst so, daß weder der untersuchende Arzt noch der Patient wissen, um was es sich handelt (Doppelblind-Versuch). Auf diese Weise werden psychische Faktoren ausgeschlossen, kann doch oft die Befürchtung, daß es zu Beschwerden kommt, dazu führen, daß sie tatsächlich auch eintreten. Um ganz sicher zu sein, gibt man in gleicher Weise auch ein Scheinpräparat (Placebo). Bei Verdacht auf eine Unverträglichkeit von Nahrungsmittelzusatzstoffen verabfolgt man die wichtigsten in Form eines Cocktails. Laboruntersuchungen sind oft wenig hilfreich. Besser verwertbar ist ein exakt geführtes „Allergie-Tagebuch", in dem die aufgenommenen Nahrungsmittel und möglichen Beschwerden detailliert registriert werden.

5.1.4 Therapie

Treten nach Nahrungsmitteln oder Nahrungsmittelzusatzstoffen Beschwerden auf, sind diese entsprechend den Symptomen zu behandeln – von Antihistaminika (s.S. 107f.) über Kreislaufmittel bis zu Kortikoiden (s.S. 108ff.). Die wichtigste Behandlung – genauer: Vorbeugung – ist die konsequente Meidung der verantwortlichen Allergene. Sie muß auf einer exakten Diagnostik basieren und nicht auf Vermutungen oder zweifelhaften Hinweisen. Für die wichtigsten Nahrungsmittel wurden entsprechende Diätempfehlungen veröffentlicht (s. Literaturhinweise, S. 124). Nicht selten können geringe Mengen der allergenen Nahrungsmittel vertragen werden, die die Abbaumöglichkeiten des Magen-Darm-Kanals nicht überfordern. In Zusammenhang mit Ernährungsstörungen, körperlichen Belastungen, Genuß von Alkohol u.a kann diese Schwelle sinken. Bei entsprechenden Hinweisen sollte dies berücksichtigt werden. Anders ist die Situation bei hochgradiger Sensibilisierung z.B. durch Erdnüsse, andere Nüsse, Sellerie, Gewürze oder Fisch, bei denen bereits Spuren zu lebensbedrohlichen Reaktionen führen können.

Bei Unverträglichkeit von Konservierungsmitteln sollten Konserven und Halbfertigpräparate gemieden werden. Hier ist die Deklaration durch die Einführung der E-Stoffe wesentlich besser geworden. Jeder Patient mit einer entsprechenden Unverträglichkeit sollte sich die entsprechende E-Nummer einprägen.

Die *Hyposensibilisierung* kann in unterschiedlicher Weise erfolgen

- in üblicher Form, d.h. durch Injektionen unter die Haut (s. S. 102),
- durch Gabe des Allergens in steigender Dosierung durch den Mund (orale Hyposensibilisierung).

Die Möglichkeit der klassischen Hyposensibilisierung ist durch die diagnostischen Probleme und die häufige Instabilität der Nahrungsmittelallergene beschränkt. Es besteht allerdings die Möglichkeit, Kreuzreaktionen auch für die Therapie zu nutzen. So kann eine auf dieser Basis entstandene Apfelallergie durch die Hyposensibilisierung mit Birkenpollenextrakt in etwa der Hälfte der Fälle günstig beeinflußt werden. Ähnliches gilt auch für die Kreuzreaktion zwischen Beifußpollen und Gewürzen. Vereinzelt wurde über erfolgreiche Hyposensibilisierungen mit Extrakten aus Sellerie, Erdnuß oder Fisch berichtet. Bei der oralen Hyposensibilisierung z.B. mit Milch oder Hühnereiweiß beginnt man mit einem Tropfen (u.U. verdünnt) und steigert die Dosis, bis die in der Ernährung üblichen Mengen erreicht werden. Die Angaben über die Erfolgsaussichten sind widersprüchlich. Bei einem Teil der Behandelten konnte zumindest die Verträglichkeit verbessert werden.

5.2 Insektengiftallergie

Insektenstäube können vor allem allergische Reaktionen der Atemwege auslösen (vgl. Hausstaubmilbe). Dramatischer sind jedoch allergische Reaktionen auf das durch Stich (Biene, Wespe, Hornisse, Hummel) oder Biß (Mücken, Läuse, Flöhe) übertragene Gift.

Wie die Bezeichnung „Insektengift" bereits besagt, werden giftige Substanzen übertragen, welche die charakteristischen lokalen Schwellungen auslösen. Einzelstiche sind ungefährlich. Bei mehr als 50 Bienenstichen gleichzeitig ist mit Allgemeinreaktionen zu rechnen, bei einigen hundert Stichen auch mit tödlichem Ausgang. Für die Gifteffekte sind vor allem niedermolekulare Bestandteile (Amine, Kinine usw.) verantwortlich, für die Allergie hingegen größere Moleküle, die z.T. enzymatische Aktivitäten besitzen (Phospholipasen, Phosphatasen, Hyaluronidase). Mit einem Bienenstich werden etwa 50 µg, mit einem Wespenstich etwa 10–20 µg Gift übertragen. Zwischen beiden Giftarten bestehen nur geringe immunologische Verwandtschaften, d.h., ein Bienengiftallergiker reagiert nicht automatisch auf Wespengift und umgekehrt. Manche Patienten sind allerdings gegenüber beiden Giftarten allergisch (Doppelsensibilisierung).

5.2.1 Klinische Erscheinungen

Die Insektengiftallergie ist dadurch gekennzeichnet, daß sie oft dramatisch – u.U. tödlich – verläuft. Selbst erhebliche lokale Schwellungen sind nicht unbedingt Folge einer allergischen Reaktion, vor allem aber nicht notwendigerweise Vorbote einer kommenden gefährlichen. Die allgemeinen allergischen Reaktionen werden in vier Schweregrade eingeteilt (s. S. 52). Sie können sich innerhalb von wenigen Minuten entwickeln. Treten sie erst nach einer halben Stunde oder später auf, ist mit lebensbedrohlichen Erscheinungen nicht mehr zu rechnen.

Allgemein besteht die Gefahr, daß die Stärke der Reaktion von Mal zu Mal zunimmt. Deshalb sollte eine entsprechende Behandlung (Hyposensibilisierung) eingeleitet werden. Dennoch ist die Stärke der nächsten Reaktion nicht vorhersehbar. Sie hängt auch davon ab,

- welche Giftmenge das Insekt überträgt und wie rasch diese vom Körper aufgenommen wird,
- in welchem Allgemeinzustand der Betroffene sich befindet (ungünstig sind Streß, Überforderung, andere Erkrankungen usw.).

5.2.2 Diagnostik

Durch die meist dem Stich unmittelbar folgende Reaktion ist der Kausalzusammenhang klar. Dennoch bedarf der Patient einer genauen Untersuchung – nicht zuletzt im Interesse einer zweckmäßigen Behandlung. Zu klären sind folgende Fragen:

a) Durch welches Insekt wurde die Reaktion ausgelöst?

Typisch für die Bienen sind die Behaarung des Körpers und die weniger auffälligere Bänderung des Leibes. Bei den Wespen verbreitert sich der Leib nach der Taille („Wespentaille"), die schwarz-gelbe Bänderung ist auffällig. Hornissen sind durch ihre Größe gekennzeichnet, Hummeln durch ihre starke Behaarung und ihr plumperes Aussehen. Oft fehlen entsprechende Hinweise, zumal wenn das Insekt nicht gesehen wurde. Hilfreich ist auch die Angabe, ob der Stachel steckenblieb. Dies ist vor allem nach Bienenstichen der Fall. Auch die Jahreszeit kann hilfreich sein: Bienen stechen vom Frühjahr bis zum Herbst – vor allem jedoch in Frühjahr. Wespenstiche ereignen sich vorwiegend in Spätsommer und Herbst, da die Völker erst im Laufe der Zeit stärker und aggressiver werden. Stiche bei Gartenarbeiten und auf blühenden Wiesen rühren meist von Bienen her, beim Essen in Freien, in der Nähe von Fallobst und in Konditoreien dagegen eher von Wespen.

b) Liegt eine allergische Reaktion vor?

Mit der Identifizierung des Insektes ist die Diagnostik jedoch nicht abgeschlossen. Durch geeignete Untersuchungen muß geklärt werden, ob tatsächlich die Reaktion allergisch bedingt ist oder eine andere Unverträglichkeit vorliegt. Dies ist wichtig, da die Hyposensibilisierung nur bei einer echten Allergie erfolgversprechend ist. Die Klärung erfolgt analog anderen Allergien. Die Untersuchungsergebnisse geben zudem Hinweise auf das auslösende Insekt.

Für die Testung an der Haut wird das Gift stark verdünnt (1 : 1 Million oder höher). Mit dieser Verdünnung erfolgt zunächst der Prick-Test (s. S. 87f.). Bleibt der Test negativ, wird die Konzentration gesteigert. Bleibt auch dies ohne verwertbares Ergebnis, wird der empfindlichere Intrakutan-Test angeschlossen. Da ein positiver Test eine Allergie nicht mit ausreichender Sicherheit beweist, wird in der Regel die Blutuntersuchung angeschlossen (RAST, s. S. 91), um zu zeigen, daß IgE-Antikörper gegen das Insektengift vorhanden sind. Im allgemeinen sind die Testergebnisse um so stärker, je bedrohlicher die Reaktion war – mit vielen Ausnahmen. Unmittelbar nach dem Stich können die Tests vorübergehend negativ werden, deshalb wird man negative Ergebnisse nach einigen Wochen kontrollieren.

5.2.3 Vorbeugung

Die wichtigste vorbeugende Maßnahme ist die Hyposensibilisierung, die die Gefährdung durch nachfolgende Stiche erheblich verringern kann. Dennoch sollten auch alle anderen Maßnahmen ausgeschöpft werden, welche die Stichgefahr verringern. Leider wirken die üblichen Mittel zur Vertreibung von Insekten nur auf beißende, nicht aber auf stechende. Die wichtigsten Verhaltensregeln sind in der Tab. 3 zusammengefaßt.

Tab. 3: Verhaltensmaßregeln bei Bienen- und Wespenstichallergien (modifiziert nach F. Wortmann und U. Müller)

- Vermeiden Sie rasche Bewegungen, wenn sich Ihnen eine Biene oder Wespe nähert.
- Halten Sie Distanz zu blühenden Blumen und zu überreifem, zu Boden gefallenem Obst.
- Meiden Sie Gartenarbeit, bzw. bedecken Sie den Körper weitestmöglich.
- Meiden Sie Parfums, Haarsprays, stark parfümierte Sonnencremes u. ä.
- Beim Essen im Freien keine Süßigkeiten oder Fleisch offen liegen lassen.
- Schweiß lockt stechende Insekten an, deshalb Vorsicht bei sportlicher Betätigung im Freien.
- Nie barfuß gehen: Bienen lieben Klee, Wespen nisten im Boden.
- Beim Motorradfahren sollte der Körper weitestgehend bedeckt sein (Brille, evtl. Maske, Handschuhe, gutsitzende Bekleidung).
- Abfallkübel im und um das Haus sauber und verschlossen halten.
- Fenster im Schlafzimmer sollten geschlossen bleiben oder mit einem Mückennetz versehen werden.
- Bei Belästigung durch Bienen oder Wespen: Kopf mit Armen oder Kleidungsstücken bedecken. Sich langsam und ohne abrupte Bewegungen aus der Gefahrenzone entfernen.
- Zerdrückte bzw. stechende Insekten setzen Botenstoffe (Pheromone) frei, die andere Insekten derselben Art anlocken und zum Stechen veranlassen.
- Das Notfallbesteck bei Aktivitäten im Freien immer mitführen.

5.2.4 Behandlung

Kommt es zu einem Insektenstich, ist rasches und zielgerichtetes Handeln erforderlich:

- Sofern ein Stachel vorhanden ist, sollte dieser vorsichtig entfernt werden. Dabei ist darauf zu achten, daß der oft anhängende Giftsack nicht ausgedrückt wird.
- Sofern der Gestochene ein Notfallbesteck mit sich führt, sollten die darin enthaltenen Medikamente unverzüglich eingesetzt werden. Ein solches Notfallbesteck enthält üblicherweise

  - ein injizierbares Kreislaufmittel (Adrenalin), meist in einer gebrauchsfertigen Spritze (z.B. Fastject oder Epipen) für die Injektion tief in die Haut.
  - Antihistaminika-Tabletten. Sie wirken mit einer gewissen Verzögerung und nicht auf alle Symptome.
  - Kortikoid-Tabletten (Prednisolon o.ä.), deren Einnahme vor allem den weiteren Verlauf mildert.
- In jedem Fall sollte unverzüglich ein Arzt aufgesucht oder herbeigeholt werden. In besonderem Maße gilt dies bei Stichen im Gesichtsbereich oder im Mund.

Bei der ärztlichen Behandlung steht die Stabilisierung des Kreislaufs im Vordergrund (Infusionen). Erforderlichenfalls bedürfen asthmatische Reaktionen einer zusätzlichen Behandlung.

Da sich Stiche nicht immer vorhersehbar und oft in einer Situation ereignen, in der ärztliche Hilfe nicht sofort verfügbar ist, ist die wichtigste Maßnahme bei einer gesicherten Insektengiftallergie die Hyposensibilisierung (spezifische Immuntherapie s. S. 102). Voraussetzung ist der Nachweis, daß tatsächlich eine echte Allergie (durch IgE-Antikörper) vorliegt. Diese Behandlung erfolgt wie bei anderen Allergien. Da es hier aber öfter zu unerwünschten Reaktionen kommt, empfiehlt sich die stationäre Einleitung als „Schnelldesensibilisierung". Durch mehrere Injektionen am Tag kann in 3–5 Tagen die übliche Höchstdosis von 100 µg Insektengift erreicht werden. Diese Dosis entspricht der Giftmenge von zwei Bienen- bzw. fünf bis acht Wespenstichen. Die weitere Behandlung kann dann durch einen entsprechend erfahrenen Arzt ambulant erfolgen – üblicherweise über drei (bis fünf) Jahre. Die Injektionsintervalle werden dabei allmählich auf maximal vier Wochen ausgedehnt. Die Aussichten auf Erfolg (keine bzw. keine bedrohlichen Reaktionen) liegen bei Wespengift bei über 90 %, bei Bienengift bei 85 %. Ist bei besonderer Gefährdung (z.B. bei Waldarbeitern) absolute Sicherheit über den Therapieerfolg erforderlich, kann ein Insektenstich unter ärztlicher Aufsicht erfolgen. Für die seltenere Hornissengiftallergie sind keine speziellen Präparate verfügbar, doch kann – wegen der engen Verwandtschaft – mit Wespengift behandelt werden.

5.2.5 Reaktionen auf Stiche blutsaugender Insekten

Im Gegensatz zu den Abwehrstichen von Biene und Wespe dient hier der Stich bzw. Biß der Ernährung („Blutmahlzeit"). Üblicherweise geht dies mit einem brennenden oder juckenden Gefühl und einer geringen lokalen Schwellung einher. Nur extrem selten kommt es zu allergischen Allgemeinreaktionen. In erster Linie kommen Mücken, Bremsen, Wanzen, Läuse, Flöhe u.a. in Frage.

Diagnostik und Therapie sind dadurch eingeschränkt, daß keine geeigneten Präparate im Handel sind. Im Vordergrund steht daher die Anwendung insektenvertreibender Mittel.

6. Allergene – meist normale Bestandteile unserer Umwelt

Als Allergen bezeichnet man jene Substanzen (Antigene), die bei entsprechend Sensibilisierten allergische Reaktionen auslösen können. Theoretisch kann jeder Bestandteil unserer Umwelt zur Sensibilisierung und dann zu allergischen Symptomen führen. Tatsächlich wurden inzwischen einige tausend Allergene als Krankheitsursachen identifiziert. Dennoch konzentrieren sich die wichtigsten unter ihnen auf bestimmte Gruppen, insbesondere solche,

- die eingeatmet werden (Inhalationsallergene), z.B. Pollen, Milben, Pilzsporen, berufsbedingte Allergene,
- die über den Mund in den Magen-Darm-Kanal gelangen, z.B. Nahrungs- und Arzneimittel,
- die Kontakt zur äußeren Haut haben, wie Kosmetika, Desinfektionsmittel, berufliche Allergene,
- die unter Umgehung von Schleimhaut und äußerer Haut „injiziert" werden, sei es durch den Arzt (Arzneimittel) oder durch stechende Insekten (Insektengifte).

Diese Einteilung hat auch praktische Bedeutung: Jedes Allergen löst logischerweise zuerst und vor allem dort Beschwerden aus, wo es an oder in den Organismus gelangt (Kontaktregel nach Hansen). Dies besagt, daß man bei allergischem Schnupfen vor allem – aber nicht ausschließlich – nach Allergenen fahnden sollte, die mit der Atemluft auf die Nasenschleimhaut gelangen (Inhalationsallergene). Bei allergischen Reaktionen in der Mundhöhle sind z.B. Nahrungsmittel und zahnärztliche Materialien verdächtig. Analoges gilt für das Kontaktekzem der äußeren Haut, bei dem man z.B. nach auslösenden Kosmetika, Waschmitteln u.ä. fahndet. Für Kreislaufreaktionen sind schließlich „injizierte" Allergene bedeutsam, aber auch andere, die nach ihrer Aufnahme vor allem über die Schleimhäute in den allgemeinen Kreislauf gelangen (z.B. Nahrungsmittel).

Manche Patienten reagieren nur auf ein einziges Allergen – z.B. ein Arzneimittel. Bei anderen ist das Spektrum auslösender Allergene breiter, da zwischen den Allergenen strukturelle Verwandtschaften bestehen (Kreuzreaktionen). Aber es gibt auch Mehrfachsensibilisierungen (z.B. durch Pollen und Pilzsporen). Bei der Diagnostik kann man sich daher nicht mit dem ersten positiven Ergebnis zufriedengeben.

Von einer *Kreuzreaktion* spricht man, wenn in unterschiedlichen Allergenen ähnliche Strukturen vorhanden sind. Zwischen verschiedenen Gräserpollen ist dies nicht verwunderlich. Auch die Tatsache, daß bei einer Penizillinallergie die verschiedenen Penizillinarten Allergien auslösen können, ist verständlich. Eine Fischallergie kann sich auf eine ganz bestimmte Fischart beschränken, aber auch andere Süß- oder Salzwasserfische einbeziehen. Überraschend sind solche Kreuzreaktionen dann, wenn zwischen den Allergenen keine biologischen oder sonstigen Verwandtschaften bestehen. In besonderem Maß werden solche Kreuzreaktionen im Gefolge von Pollenallergien beobachtet (Tab. 4).

- Birkenpollen-(Frühblüher-)Allergie: 50–70 % der Betroffenen vertragen gleichzeitig bestimmte Nahrungsmittel nicht.
- Noch ausgeprägter können Kreuzreaktionen bei Beifußpollenallergie sein.
- Überraschend ist auch, daß Patienten mit Latexallergie oft ausgewählte Früchte nicht vertragen.

Tab. 4: Kreuzreaktionen

Auslösung	Kreuzreaktionen
Birkenpollen	Obst (Apfel, Birne, Kirsche, Kiwi, Orange), Haselnuß, Pistazie, Rohgemüse (u. a. Sellerie, Karotte, Tomate, Kartoffel), Gewürze (u. a. Petersilie, Koriander, Basilikum, Knoblauch, Zwiebel)
Beifußpollen	Rohgemüse (Sellerie, Karotte, Kartoffel, Paprika, Gurke), Erdnuß, Gewürze (Anis, Petersilie, Kümmel, Curry, Kardamom, Ingwer, Knoblauch, Muskat, Pfeffer, Zimt), Obst (Melone, Mango, Kiwi, Apfel)
Latex	Avocado, Banane, Kartoffel, Paprika, Pfirsich, Kastanie, Buchweizenmehl

Im allgemeinen gehen die durch Pollen bzw. Latex ausgelösten Beschwerden der Nahrungsmittelallergie voraus. Weitere Beispiele finden sich in der Abb. 10. Mit immunologischen und biochemischen Methoden konnte gezeigt werden, daß auch den z.T. überraschenden Kreuzreaktionen ähnliche Strukturen zugrunde liegen.

Abgesehen von Arzneimitteln und manchen beruflichen Kontakten handelt es sich bei den Allergenen meist um Bestandteile unserer natürlichen Umwelt (von Pollen und Hausstaubmilben bis zu Nahrungsmitteln). Die Allergenquellen sind meist komplex (Pollenkörner, Milbenkot, Hautschuppen, Obst). Sie enthalten ein Gemisch sehr unterschiedlicher Substanzen, unter denen nur wenige – oder nur eine einzige – als Allergen wirksam sind. Von den 15–64 verschiedenen Bestandteilen der Gräserpollen trifft dies z.B. nur für 6–10 zu, noch weniger sind „Haupt- oder Major-Allergene", die als Krankheitsursache für die Mehrzahl der Betroffenen fungieren.

Unter unseren Lebensbedingungen sind folgende Allergene von besonderer Bedeutung.

6.1 Inhalationsallergene

Tab. 5 stellt die wichtigsten Inhalationsallergene und ihre Häufigkeit in Europa dar.

Tab. 5: Häufigkeit der Sensibilisierung durch Inhalationsallergene in Europa in % (Quelle: Weißbuch Allergologie in Europa)

Allergen	Deutschland	Europa	Bemerkungen
Gräserpollen	14–20,2	21,5–42,8	
Hausstaubmilbe	15 ,3–18,4	6,7–33,4	Süd/Nord-Gefälle
Katze	8,2–12,4	3,9–14,4	
Pilzsporen	3,9–8,3	0,3–8,3	Unsicherheit infolge Qualitätsmängel
Eines der Genannten	30,7–33,1	21,5–42,8	

6.1.1 Inhalationsallergene pflanzlicher Herkunft

Pollenallergene

Der typische Heuschnupfen wird nicht durch das Heu, sondern durch die entsprechenden Gräserpollen ausgelöst (die sich natürlich auch im Heu finden). Zum Heuschnupfen können alle bei uns blühenden Gräser (zu denen biologisch auch die verschiedenen Getreidearten gehören) führen – der Oberbegriff ist Süßgräser (Gramineen). Von Bedeutung für die Entwicklung des Heuschnupfens sind die Menge der produzierten Pollen und deren Verbreitungsmöglichkeiten durch den Wind. Typischerweise erstreckt sich die Blütezeit – je nach Witterung – von April bis August – wobei zeitlich versetzt unterschiedliche Gräser die Beschwerden unterhalten können (s. Blütekalender, Abb. 11).

Zwischen den Allergenen der verschiedenen Gräser bestehen in hohem Maße Kreuzreaktionen. In der Regel spielen nur drei dieser kreuzreagierenden Allergengruppen eine wesentlich Rolle. Da sie in ähnlicher Form in nahezu allen Gräserpollen vorkommen, vereinfacht dies die Diagnostik und Therapie. Man benötigt nicht – wie früher vermutet – Pollenextrakte, in der möglichst viele Pollenarten vertreten sind – zwei bis drei sind ausreichend.

In zunehmendem Maß wird ein „Heuschnupfen“ beobachtet, der manchmal bereits im Januar beginnt und bis März/April anhält. Er wird durch die Pollen frühblühender Pflanzen ausgelöst – speziell von Bäumen und hierunter vor allem durch Birkenpollen. Aber auch die Pollen von Erle, Hasel, Pappel, Weide, Ulme u.a.m. können die Ursache sein. In Skandinavien ist die Birkenpollenallergie sogar bedeutsamer als die Gräserpollenallergie. Auch bei uns nimmt die sog. *Frühblüher-Pollinose* wesentlich stärker zu als der eigentliche Heuschnupfen. Unter den Baumpollen finden sich ebenfalls gewisse Kreuzreaktionen, nicht selten reagieren die Patienten aber nur auf eine einzige Pollenart (z.B. Weidenkätzchen). Überraschend – aber inzwischen erklärlich – sind Kreuzreaktionen zwischen Birkenpollen und Nahrungsmitteln (s. S. 71). Im Gegensatz hierzu lösen die Pollen spätblühender Bäume (z.B. Eiche oder Linde) selten eine Pollenallergie aus.

Kräuterpollen, vor allem vom Glaskraut (engl. *ragweed*; Ambrosiazeen), sind in den USA die Ursache eines Heuschnupfens, der in den Herbstmonaten auftritt. In Europa kommen Ambrosiazeen nur im Südosten (Balkan) vor. In unserer Gegend spielen Beifußpollen in den Monaten Juni bis September eine gewisse Rolle. Beifußpollen enthalten Bestandteile, die sich in ähnlicher Form auch in Gewürzen und manchen Nahrungsmitteln finden (s. Abb. 10). Manche Beifußpollenallergiker vertragen diese deshalb nicht.

Weitere – seltenere – Ursachen einer Pollenallergie können dem Blütekalender (Abb. 11) entnommen werden. Im Frühjahr stehen die Birkenpollen ganz im Vordergrund. Während der Gräserblüte verbreiten auch Linde, Hollunder und falsche Akazie ihre Pollen. Für den Heuschnupfen im Herbst sind vor allem Beifuß, seltener Goldrute verantwortlich. Man muß in diesen Monaten allerdings auch an Pilzsporen denken.

Ob eine pollenproduzierende Pflanze zur Ursache einer Pollenallergie wird, hängt davon ab,

- ob sie reichlich Pollen produziert (eine Roggenblüte z.B. 60 000, ein Rispe 4–8 Millionen Pollen),
- ob diese Pollen leicht und/oder mit Strukturen versehen sind, die die weite Verbreitung mit dem Luftstrom fördern (Windblütler), im Gegensatz zu den klebrigen, durch Insekten übertragenen Pollen der Blumen, die sehr selten eine

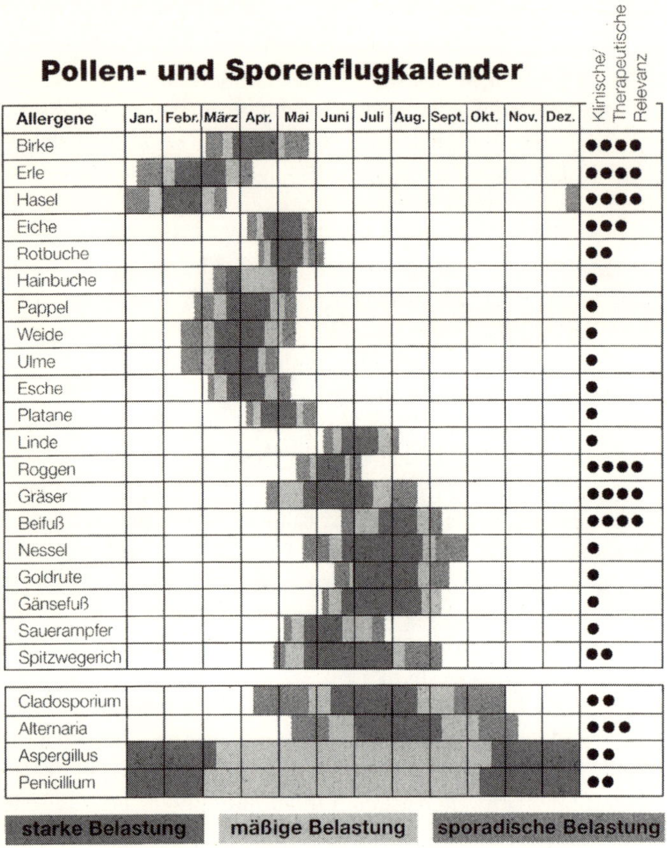

Abb. 11: Pollen- und Sporenflugkalender (ALK)

Pollenallergie auslösen – an ehesten noch bei beruflichen Kontakten (Floristin, Gärtner).

– daß die Pollenquelle eine angemessene Verbreitung in der betroffenen Region hat.

Die Pollen von Windblütlern können bis in eine Höhe von 3000m und 50–200km weit verbreitet werden. Im Laufe eines Tages werden 5–10000 Pollen mit der Atemluft aufgenommen. Bei hochgradiger Sensibilisierung können 5–10 Pollen auf der Nasenschleimhaut Niesanfälle bewirken.

Für die Auslösung allergischer Symptome durch Pollen spielen die meteorologischen Bedingungen eine wesentliche Rolle. Wind verbreitet die Pollen, Seewind kann hingegen an der Küste zur einer Verringerung der Pollenexposition führen. Regen läßt die Pollenkonzentration absinken, nicht selten mit anschließendem erheblichen Anstieg, falls Sonnenschein folgt. Die höchsten Konzentrationen finden sich in den frühen Morgenstunden. Wenngleich sich reichlich Pollen in den Räumen finden, sollten die Fenster geschlossen bleiben.

Die Pollenkonzentration der Luft wird mit sog. Pollenfallen gemessen. Eine definierte Luftmenge wird durch diese Falle gesaugt. Die Pollen prallen auf eine speziell vorbereitete Glasplatte und werden dadurch in einem klebrigen Überzug „gefangen". Durch eine mikroskopische Auswertung kann sowohl die Pollenzahl ermittelt werden als auch deren Verteilung auf die verschiedenen Pollenarten. Diese Meßwerte werden

- einerseits von den verschiedenen Meßplätzen an eine europäische Zentrale in Wien gemeldet; dort können daher aktuelle Informationen über die Blütesituation in Europa abgerufen werden (s. S. 122),
- andererseits z.T. mit der Wettervorhersage zu einer lokalen Pollenflugvorhersage verarbeitet, die durch Presse, Funk oder Fernsehen verbreitet wird. Der erfahrene Pollenallergiker braucht jedoch nur aus dem Fenster zu schauen, um zu wissen, was ihm bevorsteht.

6.1.2 Pilzsporen

Es steht außer Zweifel, daß Pilzsporen Allergien auslösen können. Dennoch fehlen exakte Daten darüber, welche Rolle sie insgesamt spielen. Dies liegt vor allem an den erheblichen Schwierigkeiten, geeignete Extrakte für die Diagnostik herzustellen. Unter den mehr als 100000 Pilzarten konnten 50 bis 100 als Allergieursache identifiziert werden, aber nur fünf sind so gut untersucht, daß eine exakte Diagnostik möglich ist. Bei den vielseitigen Kontaktmöglichkeiten und den ungeheuren Sporenzahlen, die in die Luft abgegeben werden, wäre es sehr verwunderlich, sollten sie tatsächlich für die Auslösung von Allergien nur von untergeordneter Bedeutung sein.

Pilze kommen praktisch überall vor. Hinsichtlich der Kontaktmöglichkeiten unterscheidet man:

Innenraumpilze: Sie finden sich vor allem in feuchten Wohnungen – nicht selten für das bloße Augen sichtbar. Reichlich Pilze können sich aber auch in Matratzen, Kissenfüllungen, Polstermaterial u.ä. finden. Bevorzugt befallen sind Badezimmer, Keller, Küchen und Gartenhäuser – vor allem an schlecht isolierten Wänden, in Hohlräumen hinter lockeren Tapeten und auf feuchtem Holz.

Pilze im Freien: Pilzsporen können beim Aufenthalt im Wald und bei Gartenarbeiten eingeatmet werden (vermodertes Holz, faulendes Laub usw.). Mit besonders intensivem Kontakt gehen manche Berufe einher – insbesondere in der Landwirtschaft (Speicherung und Verarbeitung von Getreide), in Brauereien, Molkereien, Tierställen u.a.m.

Allergieauslösung durch Pilze in Nahrungsmitteln werden häufiger vermutet als nachgewiesen. Pilze kommen ja natürlicherweise in Käse, Joghurt, Kefir, Bier, Wein, aber auch Gewürzen vor. In Zusammenhang mit der Hefe-(Candida-) Besiedlung der Darmes konnten Allergien nur selten nachgewiesen werden.

Abgesehen von eindeutigen zeitlichen Zusammenhängen (Beschwerden in pilzbefallenen Räumen u.ä.) sind Hinweise nicht so offenkundig wie z.B. bei der Pollenallergie. Für eine Pilzsporenallergie sprechen Beschwerden im Frühjahr und – vor allem – im Spätherbst sowie Verstärkung im Wald, an Flußufern u.a.m. Da Schimmelpilze auch in Räumen vorkommen können, treten die Beschwerden durchaus auch ganzjährig in Erscheinung.

6.1.3 Tierische Allergene

Milben

Hausstaub und Bettfedern schienen lange Zeit die Hauptursache des allergischen Asthmas zu sein. Heute weiß man, daß die eigentliche Ursache die Hausstaubmilben (*Dermatophagoides pteronyssinus* und *farinae*) sind. Diese 0,3 mm großen Haustierchen (Abb. 12) kommen bei uns praktisch in jeder Wohnung vor – besonders reichlich auf Matratzen und in Betten. Dies hängt damit zusammen, daß ihre Hauptnahrung Hautschuppen sind (*Dermatophagoides* = Hautfresser). Milben finden sich vor allem in Wohnungen mit hoher Luftfeuchtigkeit, hoher Raumtemperatur und Polstermöbeln, Teppichen oder textilen Bodenbelägen. Nahe verwandt mit der Hausstaubmilbe sind Mehl- und Speichermilben. Sie können vor allem Allergien in landwirtschaftlichen Berufen auslösen.

Haus- und Nutztiere

An der Spitze steht die Katze, gefolgt – mit deutlichem Abstand – von Hund, Meerschweinchen, Hamster und den Nutztieren Pferd, Rind und Ziege.

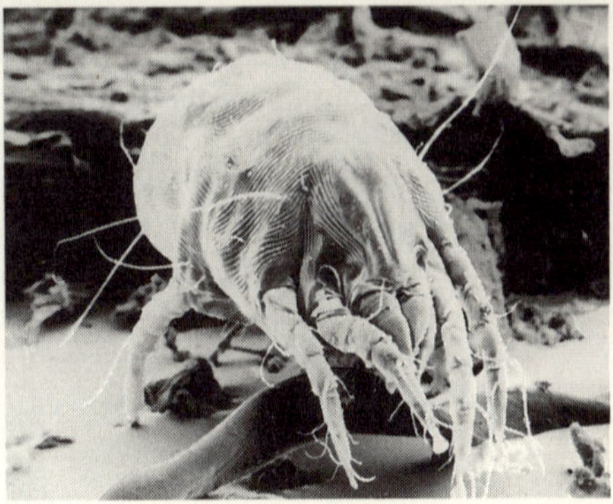

Abb. 12: Elektronenmikroskopische Aufnahme einer Hausstaubmilbe (Foto: Allergopharma)

Die *Katze* ist nach den Milben die wichtigste Allergenquelle im Wohnbereich. Das in der Haut entstehende Allergen findet sich an bzw. in ihren Hautschuppen. Sie sind kleiner und leichter als der Milbenkot und schweben deshalb länger in der Luft. Zudem werden sie z.B. durch die Kleidung weit verbreitet. So finden sich – nach den Wohnungen, in denen Katzen gehalten werden – die höchsten Konzentrationen in öffentlichen Räumen (vor allem in jenen, in denen sich Polstermöbel befinden, z.B. Theater und Kino), Kindergärten und Schulen. Selbst in Haushalten bzw. Häusern ohne Katzen kann der Allergengehalt so hoch sein, daß dies für die Auslösung allergischer Reaktionen ausreicht. Nach Entfernung der Katze sinkt die Konzentration meist erst im Verlaufe von Monaten.

Nicht annähernd so verbreitet sind *Hunde*allergien. In der Regel ist die Sensibilisierung nicht spezifisch für eine Rasse, sondern schließt alle Hunde ein. Es wurden jedoch auch Patienten geschildert, die nur auf eine bestimmte Rasse oder gar einen speziellen Hund reagierten. Allergien durch *Nutztiere* werden verständlicherweise vor allem in der Landwirtschaft bzw. bei entsprechenden Hobbys (Reiten) beobachtet. Mittelbarer Kontakt ist bisweilen durch Füllungen von Polstermöbeln möglich. Die früher vermutete Bettfedernallergie hat in der Regel ihre Ursache in einer Hausstaubmilbenallergie. Sensibilisierungen durch *Vögel* wurden vor allem durch Papageien, Wellensittiche und Tauben beschrieben.

Da die persönliche Bindung an ein Haustier oder ein Reitpferd oft sehr eng ist, fällt es entsprechend schwer, sich davon zu trennen. Bei gesicherter Sensibilisierung ist dies jedoch die einzige zuverlässige Behandlungsmöglichkeit. Manchmal hat die erfolgreiche zeitweilige Trennung entsprechende Überzeugungskraft. Regelmäßiges Waschen der Tiere reicht meist nicht aus.

6.2 Nahrungsmittel als Allergene

Auf die Bedeutung von Nahrungsmittelallergenen wurde bereits auf S. 53ff. ausführlich hingewiesen.

6.3 Arzneimittel als Allergene

Unverträglichkeiten von Arzneimitteln können vielerlei Ursachen haben, nicht nur allergischer Art. Echte Allergien machen nur etwa 10 % der Arzneimittelnebenwirkungen aus. Grundsätzlich kann jedes Arzneimittel zur Allergie führen. Erfahrungsgemäß gibt es jedoch eine „Hitliste". Die Position der einzelnen Arzneimittel in ihr ist abhängig von ihrer jeweiligen allergenen Potenz und von der Verordnungshäufigkeit. Dadurch verändert sich die Reihenfolge ständig. Gegenwärtig umfaßt die Hitliste

- Penizillin und verwandte Antibiotika
- Sulfonamide
- andere Antibiotika
- Schmerzmittel*
- Schlaf- und Beruhigungsmittel
- Narkosemittel*
- Hormonpräparate (z.B. Insulin)
- Impfstoffe
- Mittel zur lokalen Betäubung*

Bei den mit * gekennzeichneten Medikamenten kommen auch *Pseudoallergien* vor (s. S. 21). Bei Schmerzmitteln ist dies sogar die wesentlich häufigere Ursache von Unverträglichkeiten. Die Unterscheidung zwischen Allergie und Pseudoallergie hat große praktische Bedeutung: Eine Allergie ist in der Regel auf das betreffende Medikament oder sehr ähnliche Verbindungen beschränkt. Nur diese müssen künftig gemieden werden. Bei der Pseudoallergie, z.B. durch Schmerzmittel, kann die Unverträglichkeit alle Medikamente mit gleicher Wirkung einbeziehen. Die daraus resultierenden Einschränkungen sind daher wesentlich umfangreicher, da praktisch alle Schmerzmittel gemieden werden müssen.

Eine Arzneimittelallergie ist eine Allergie wie jede andere, weist aber einige Besonderheiten auf: Meist ist nicht das Medikament selbst die Ursache der Allergie, sondern ein Um- oder Abbauprodukt, welches im Körper entsteht. Zudem muß dieses noch an ein körpereigenes Eiweiß gebunden werden, bevor es als Allergen wirken kann. Als Folge dieser Besonderheit ist der Hauttest weniger zuverlässig und oft falsch-negativ. Durch unspezifische Reizeffekte kann er zudem auch falsch-positiv sein. Selbst Laboruntersuchungen führen meist nicht weiter. Zuverlässig ist nur der Provokationstest, die Gabe des Medikamentes in üblicher Weise. Allerdings ist das riskant, da dadurch schwere, unter Umständen lebensbedrohliche Reaktionen provoziert werden können. Dies ist nur gerechtfertigt, wenn das betreffende Medikament lebensnotwendig ist – eine extreme Ausnahme. Ansonsten ist es besser, im Zweifelsfall eine Allergie anzunehmen und auf andere Medikamente auszuweichen.

6.4 Insektengiftallergene

Auf die Wirkung von Insektengiften wurde bereits auf S. 64ff. eingegangen.

6.5 Kontaktallergene

Wie der Name bereits erkennen läßt, handelt es sich um Substanzen, die unmittelbaren Kontakt haben – vor allem zur äußeren Haut. Die Allergie äußert sich durch eine Entzündung, die – zumindest im Beginn – auf die Kontaktfläche begrenzt ist (Kontaktdermatitis oder Ekzem). Ursächlich ist eine allergische Reaktion des Typs IV (s. S. 20) verantwortlich. Die wichtigsten Kontaktallergene sind:

Metalle: vor allem Nickel, z.B. als Bestandteil von „unechtem" Schmuck, Münzen, Reißverschlüssen, Knöpfen, Geräten u.v.a.m., seltener auch Chromat (z.B. in der Zement- und Bauindustrie), Kobalt und Quecksilber (Amalgam).

Gummi und Gummizusatzstoffe: Latex ist ein Allergen mit steigender Bedeutung. In besonderem Maße gilt dies für das Gesundheitswesen, in dem bereits 10–20 % der Beschäftigten durch Latex sensibilisiert sind (vor allem im Operations- und Laborbereich). Noch höher ist der Prozentsatz bei Personen, die oft operiert wurden. Nicht alle Sensibilisierten sind allerdings bereits erkrankt. Die häufigsten Symptome sind Quaddelbildungen im Bereich der Kontaktflächen (Hand). Latex kann aber auch Schnupfen und Asthma, vereinzelt sogar schwere Kreislaufreaktionen auslösen. Die Kontaktmöglichkeiten sind vielfältig: im Haushalt durch Gummihandschuhe, Dichtungen, Fußbodenbelag, Latex-Matratzen, Gummiunterlagen, Wärmeflaschen, Schnuller, Luftballons, Stretch-Textilien, Radiergummi, Gummikleber, Pflaster, Autoreifen, Gummigriffe, Bälle, Kondome u.a.m. Ähnlich vielfältig sind die Kontaktmöglichkeiten in medizinischen Einrichtungen. Diese Reaktionen sind durch IgE-Antikörper ausgelöst. Gummizusatzstoffe (Farben, Stabilisatoren, Vulkanisierhilfen u.ä.) führten zu – T-Zell-vermittelten – Kontaktreaktionen.

Kosmetika sind nach Nickel die bedeutsamsten Kontaktallergene. In Frage kommen nahezu alle Ingredienzien (Öle, Farben, Cremes, Lotionen, Parfums), aber auch Zahnpasta, Desodorantien, Sprays, Dauerwellenpräparate, Haarfestiger, Seifen, Waschmittel, Appreturen u.a.m.

Medikamente: vor allem Medikamente, die für die Lokalbehandlung an der Haut eingesetzt werden, z.B. Antibiotika, Pilzmittel, Rheumasalben und andere Einreibungen, Augentropfen.

Desinfektionsmittel

Kunststoffe (z.B. Brillengestelle, zahnärztliche Prothesen, Gerätschaften aus Kunststoffen)

Blumen: Primeln, Chrysanthemen, Nelken

Hölzer: vor allem tropische Harthölzer

6.6 Berufsbedingte Allergene

Diese umfangreiche Gruppe ist sehr unterschiedlicher Herkunft (Tab. 6). Ebenso unterschiedlich sind auch die Wege, auf denen eine Allergie ausgelöst werden kann (vor allem inhalativ und durch Kontakt). Eine eingehendere Besprechung würde den Rahmen dieses Bändchens sprengen.

Tab. 6: Berufsbedingte Allergene

1. Tierische Allergene	
Tierschuppen	Landwirtschaftliche Berufe, Laboratorien, Schlachthöfe, Lederherstellung, Polstereien
Federn	Geflügelzüchtereien, Bettenindustrie
Insekten	Getreideverarbeitung, Mühlen und Bäckereien, Zoologen, Seidenherstellung, Fischfutterzüchter
2. Pflanzliche Allergene	
Baumwolle	Textilindustrie
Getreidestäube	Landwirtschaft, Mühlenbetriebe, Bäckereien, Mälzereien, Transportbetriebe
Kaffee- und Kakaobohnen (roh)	Transportbetriebe, Lebensmittelindustrie
Holzstäube	Forstwirtschaft, holzverarbeitende Industrie, Holzschnitzer
Blumenstäube, Pollen	Gärtner, Floristen, Botaniker
Pilzsporen	Landwirtschaft, Mühlen, Transport- und Siloarbeiter, Bäckereien, Gärtnereien, Käseherstellung, Lederherstellung
Latex	Gummiindustrie, Medizin
Ätherische Öle	Apotheken, Drogerien, pharmazeutische und kosmetische Industrie
Enzyme	Waschmittelindustrie, Fleischereien, Küchenbetriebe, Bäckereien, pharmazeutische Industrie
3. Chemische Allergene	
Kunststoffe (Epoxidharze, Säureanhydride, Isozyanate)	Chemische Industrie, Baugewerbe, Friseure, Zahnärzte, Malerbetriebe
Metalle (Platin, Chrom, Nickel, Kobalt)	Metall- und chemische Industrie, Baugewerbe, Zementherstellung, Gerbereien
Chemikalien, Arzneimittel	Pharmazeutische Industrie, chemische Industrie, Apotheken, Medizin, kosmetische Industrie, Friseure

7. Wie wird eine Allergie nachgewiesen?

Die Untersuchung von Patienten mit allergischen Erkrankungen unterscheidet sich von vielen anderen Untersuchungen. Üblicherweise dient die ärztliche Untersuchung dem Nachweis – oder Ausschluß – einer Erkrankung (Magengeschwür, Knochenbruch). Bei Verdacht auf Allergien schließt sich jedoch die Suche nach der oder den verantwortlichen Ursachen an (Allergennachweis). Auch dies ist sonst in speziellen Situationen üblich (z.B. Erregernachweis bei Infektionen), erfordert jedoch kaum so viel Zeit und Aufwand. Wo sonst die Diagnostik in der Regel abgeschlossen ist, beginnt hier erst die eigentliche allergologische Untersuchung. Dieser Aufwand ist notwendig, da nur die Identifizierung der Ursache den Weg zu einer Heilung eröffnet (Karenz, s. S. 95 ff.).

Die allergologische Untersuchung umfaßt

- die Erhebung der Vorgeschichte (mit dem Ziel der Klärung der vorliegenden Krankheit und der Eingrenzung möglicher Ursachen),
- die eigentliche allergologische Diagnostik (Identifizierung des Allergens bzw. der Allergene),
- begleitende Untersuchungen zur Abgrenzung anderer Erkrankungen, zur Feststellung des Schweregrades (z.B. Lungenfunktionsdiagnostik beim Asthma bronchiale) usw.

7.1 Die allergologische Vorgeschichte

Ihre Hauptaufgabe ist, zu klären, welche Erkrankung vorliegt und welches bzw. welche Allergene möglicherweise eine Rolle spielen. In diesem Zusammenhang sind von Bedeutung

- die Art der Beschwerden – vor allem zu Beginn der Erkrankung, aber auch im weiteren Verlauf,
- Umstände, unter denen die Beschwerden zuerst und am häufigsten auftreten,
- die Ergebnisse bisheriger allergologischer Untersuchungen und der Erfolg vorausgegangener Behandlungen,

- vorausgegangene allergische Erkrankungen und die familiäre Belastung.

Die Erhebung einer solchen Vorgeschichte erfordert viel Zeit und Geduld. Zur Erleichterung kann man sich eines speziellen Fragebogens bedienen, der aber nicht das eingehende Gespräch mit dem Arzt ersetzen kann. Nicht nur die Erhebung der Vorgeschichte, sondern auch deren Bewertung setzt besondere Erfahrungen auf allergologischem Gebiet voraus. Man muß alle relevanten Hinweise erfragen, ohne voreilig gefaßte Meinungen in den Patienten „hineinzufragen". Wie kompliziert dies sein kann, ergibt sich bereits aus der nahezu unbegrenzten Zahl möglicher Allergene.

7.1.1 Art der Beschwerden

Es gibt keine Erkrankung, die unbesehen als Allergie anzusehen ist. Ausnahmslos können die gleichen Beschwerden auch ohne Beteiligung allergischer, d.h. immunologischer Mechanismen auftreten. In manchen Fällen sind die Symptome praktisch identisch, so daß man von einer Pseudoallergie spricht (s. S. 21). Dennoch gibt es Krankheitsbilder, bei denen sich zu Recht der Verdacht einer Allergie einstellt.

Hierher gehören

- immer wiederkehrende Bindehautentzündungen und/oder Schnupfen (Konjunktivitis, Rhinitis) außerhalb der Erkältungsperiode,
- Anfälle von Atemnot (Asthma bronchiale),
- Quaddelsucht (Urtikaria) oder auch umschriebene schmerzlose Hautschwellungen (Quincke-Ödem),
- andere Hautausschläge (ohne gleichzeitiges Fieber),
- Kreislaufreaktionen oder andere Allgemeinerscheinungen nach einzelnen Insektenstichen,
- Unverträglichkeit einzelner Nahrungsmittel.

Oft sind die charakteristischen Symptome nur in den Anfangsstadien vorhanden, z.B. die typischen Anfälle eines Asthma bronchiale, die im weiteren Verlauf oft uncharakteristisch-schleichend im Sinne einer chronisch-obstruktiven Bronchitis auftreten – eine Erkrankung, die sich auch ohne Beteiligung einer Allergie entwickeln kann.

Die Art der Beschwerden zu Beginn der Erkrankung kann wertvolle Hinweise darauf liefern, wo nach verantwortlichen Allergenen zu suchen ist. Bindehautentzündungen, Schnupfen und Asthma sprechen für Inhalationsallergene (s. S. 72 ff.), Beschwerden im Bereich des Mundes und im Magen-Darm-Bereich für über den Mund aufgenommene Allergene (Nahrungsmittel, Arzneimittel), umschriebene Hautreaktionen für Allergene, die Kontakt zu den betroffenen Hautpartien haben.

Wichtig ist auch die Frage nach eigenen vorausgegangenen allergischen Erkrankungen, z.B. „Milchschorf“ in frühester Kindheit, Heuschnupfen usw. Sie erlauben eine Aussage über die individuelle allergische Veranlagung (Atopie, s. S. 30 f.).

7.1.2 Hinweise auf mögliche Ursachen

Auch hierfür ist die Befragung nach den Anfangsstadien oft aufschlußreicher, da zu diesem Zeitpunkt die Zusammenhänge zwischen Allergenkontakt und Beschwerden am eindeutigsten sind. Im Laufe der Zeit führt z.B. die bronchiale Überempfindlichkeit beim Asthma dazu, daß viele – selbst nichtallergische – Ursachen Beschwerden auslösen (Tabakrauch, Autoabgase). Zu erfragen sind

- die Umstände, unter denen die Beschwerden zuerst bzw. in den Anfangsstadien auftraten, in ihrer Abhängigkeit
  - von den Jahreszeiten (z. B. Gräserblüte),
  - von beruflicher Tätigkeit oder Hobby-Aktivitäten,
  - im Verhältnis Tag / Nacht,
  - vom Aufenthaltsort (Urlaub, Dienstreisen),
  - von der Witterung,
  - von der Aufnahme von Nahrungs- oder Arzneimitteln,
  - von umschriebenen äußeren Einwirkungen (Kontaktekzem).
- die Abhängigkeit von möglichen Einflußfaktoren
  - Lage und Qualität des Hauses (Pilzbefall o. ä.),

- Haltung von Haustieren oder andere Tierkontakte (Hobbys),
- Beruf und Situation am Arbeitsplatz.

Ebenso aufschlußreich können Angaben über beschwerdefreie bzw. beschwerdearme Zeiten sein. Während die zeitlichen Zusammenhänge bei einer Sensibilisierung durch ein einziges Allergen oft bereits für den Betroffenen zu einer entsprechenden Vermutung führen, sind die Zusammenhänge weniger überzeugend, wenn zwei oder mehr Allergene eine Rolle spielen. Dennoch sollte alles versucht werden, um wenigstens zu einer Eingrenzung der möglichen Allergene zu gelangen, die in der weiterführenden Diagnostik zu berücksichtigen sind.

Falls die rückwirkende Befragung keinen Aufschluß bringt, kann es hilfreich sein, wenn der Patient ein „Allergie-Tagebuch" führt. Er trägt darin Tag für Tag alle möglicherweise relevanten Informationen ein, wie z.B. Nahrungsaufnahme, Tätigkeiten, Aufenthaltsorte, Medikamente. Bei akuten Verschlechterungen notiert er die Besonderheiten in den Stunden zuvor. Ein solches Tagebuch hilft nicht nur bei der Ursachenforschung, es motiviert den Patienten für gezielte Selbstbeobachtungen und kann auch für die Verlaufsbeurteilung hilfreich sein.

7.1.3 Bisherige allergologische Diagnostik und Therapie

Die Frage nach den Ergebnissen der bisherigen Diagnostik und Therapie soll vor allem unnötige Doppeluntersuchungen vermeiden, wenngleich die Informationen durchaus auch kritisch bewertet werden müssen. Erfragt werden vor allem die Ergebnisse bisheriger Allergentestungen und vorausgegangener Therapieversuche (z.B. Karenzmaßnahmen, Hyposensibilisierung, Wirksamkeit der verschiedenen Medikamente usw.).

7.1.4 Familiäre Belastung

Allergische Erkrankungen entstehen im Zusammenwirken von Erbfaktoren und Umwelteinflüssen (s. S. 29ff.). Eine stärkere familiäre Belastung durch allergische Erkrankungen unterstützt den Verdacht, daß ebenfalls eine Allergie vorliegt – stellt aber keinen Beweis dar. Andererseits ist die familiäre Belastung ein sogenannter Prognosefaktor. Sie sagt etwas aus über die Bereitschaft, weitere Allergien zu erwerben, und – mit Einschränkungen – auch über den künftigen Verlauf.

Selbstverständlich muß die Erhebung der Vorgeschichte alle anderen medizinisch relevanten Informationen erfragen – insbesondere Hinweise auf nichtallergische Ursachen, um eine Voreingenommenheit hinsichtlich der vorliegenden Erkrankung zu vermeiden.

7.2 Allergologische Diagnostik im engeren Sinne

Die eigentliche allergologische Diagnostik dient der Identifizierung des bzw. der Beschwerden auslösenden Allergene. Dies kann geschehen

- durch die Testung an der Haut,
- durch den Nachweis der IgE-Antikörper bzw. reaktionsbereiter T-Lymphozyten im Labor (in vitro),
- durch die gezielte Provokation als unmittelbaren Beweis, daß eine bestimmte Substanz Ursache der Beschwerden ist (Provokationstest). Auch die Besserung des Befindens durch Meiden des Kontaktes (Karenzversuch) ist wertvoll.

7.2.1 Allergentestung an der Haut

Prick-Test (engl.: to prick = stechen)

Ein Tropfen der Allergenlösung wird auf die Haut aufgebracht. Mit einer feinen Nadel oder speziellen Lanzette wird die Haut durch den Tropfen hindurch angestochen bzw. leicht geritzt. Das Allergen kann so durch die feine Öffnung in der verhornten Hautschicht leichter in die tieferen Bereiche eindringen und dort eine umschriebene allergische Reaktion auslösen. Als Ergebnis entwickelt sich im positiven Fall eine Quaddel mit umgebendem Rötungshof. Eine spezielle Form ist der Prick-Prick-

Test. Bei diesem wird zunächst die Allergenquelle „geprickt" (z.B. ein Apfel) und mit der so präparierten Nadel oder Lanzette der eigentliche Prick-Test vorgenommen. So gelingt es, auch mit instabilen Allergenen zu testen.

Intrakutan-Test

Bei diesem Test wird die Haut vorsichtig angestochen (ohne daß die Nadel in die Unterhaut oder gar in ein Gefäß eindringt) und eine geringe Menge des Allergenextraktes injiziert. Die so ausgelöste Reaktion ist stärker als die des Prick-Tests. Der Intrakutan-Test wird daher meist angewandt, wenn der Prick-Test negativ war.

Weitere Varianten sind der *Scratch-Test* und der *Reib-Test*: Beim Scratch-Test werden die Hornschichten der Haut abgeschabt und die Allergenlösung auf die präparierte Stelle aufgetragen. Beim Reib-Test wird das allergene Material (z.B. Tierhaare, Holz) 8–10mal kräftig auf der Innenseite des Unterarmes gerieben. Im positiven Fall entwickeln sich stecknadelkopfgroße Quaddeln. Er bietet sich vor allem für jene Allergene an, für die keine geeignete Testlösung zur Verfügung steht.

Die Ablesung aller dieser Tests erfolgt nach 15–20 Minuten. Die charakteristische Reaktion ist die Quaddel mit umgebender Rötung. Positiv ist eine Quaddel mit einem Durchmesser von mindestens 2 mm (Prick-Test) bzw. 5 mm (Intrakutan-Test). Voraussetzung für eine solche Bewertung ist, daß die Kontrollen einwandfrei sind. Als „Negativ-Kontrolle" dient die Extraktionslösung, als „Positiv-Kontrolle" eine verdünnte Histaminlösung, die normalerweise eine deutliche Quaddel auslöst. Die Reaktion klingt üblicherweise nach 1–2 Stunden wieder ab. Nicht selten kommt es nach 6–8 Stunden zum Wiederaufflammen der Reaktion – wie man heute weiß als Folge der verzögerten Phase der allergischen Entzündung (s. S. 17). Bei der durch IgG- oder IgM-Antikörper ausgelösten Allergie (Typ III, s.S. 19) wird nur diese Reaktion in Form einer Rötung beobachtet.

Bewertung: Eine positive Testreaktion beweist, daß eine entsprechende Sensibilisierung vorliegt. Dies beweist jedoch nicht, daß diese auch Ursache der Erkrankung ist. Entscheidend ist, ob nach der Vorgeschichte ein solcher Zusammenhang anzunehmen ist. Eine positive Testreaktion auf einen Gräserpollenextrakt besagt nichts, wenn der Getestete nicht auch Heuschnupfen oder Heuasthma hat. Man spricht in solchen Fällen von einer „latenten Sensibilisierung". Sie kann das Vorstadium einer späteren Erkrankung sein, kann aber auch zeitlebens ohne entsprechende Symptome bestehenbleiben. Umgekehrt kann der Hauttest auch bei überzeugenden Hinweisen in der Vorgeschichte negativ sein. Die Gründe für solche Diskrepanzen sind:

- Die Angaben zur Vorgeschichte wurden falsch gedeutet. Hinter zeitlichen Zusammenhängen stehen andere Ursachen (z.B. eine Pilzsporenallergie bei Verdacht auf Pollenallergie). Die Vorgeschichte muß deshalb erneut durchforstet werden.
- Der Allergenextrakt enthält nicht die entscheidenden Allergene, sei es, daß die eigentlichen Allergene instabil sind (z.B. Apfel) oder daß sie noch nicht gut genug charakterisiert wurden (z.B. viele Pilzsporen, Medikamente, s. S. 79).

Zu falsch-positiven Reaktionen kann es kommen, wenn die Extrakte Reizstoffe enthalten, z.B. durch Extraktion von nicht genauer untersuchten Allergenquellen. Solche wenig definierten Extrakte müssen erst auf ihre Eignung an nicht Sensibilisierten getestet werden. Eine überempfindliche Haut kann schon auf den Reiz des Prickens bzw. der Injektion reagieren (*Urtikaria factitia*). Dies erkennt man daran, daß dann auch die „Negativ-Kontrolle" positiv ist.

Auswahl der Testallergene: Der Hauttest kann aus zwei Gründen veranlaßt werden:

- zur Überprüfung von Angaben aus der Krankheitsvorgeschichte („Bestätigungstest"),
- bei fehlenden Hinweisen in der Vorgeschichte („Suchtest").

Im letzteren Fall verwendet man eine Allergenauswahl, die der zu klärenden Erkrankung entspricht, z.B. Inhalationsallergene (Hausstaubmilbe, Pollen, Tierschuppen, Pilzsporen) bei Asthma bronchiale, Nahrungsmittel bei Magen-Darm-Beschwerden usw.

Risiken: Vereinzelt – vor allem bei unsachgemäßer Anwendung – kann es zu starken Lokalreaktionen, noch seltener zu allgemeinen Erscheinungen kommen. Deshalb beginnt man meist mit dem Prick-Test. Die größte Gefahr besteht eigentlich darin, daß positive Ergebnisse unbesehen als Allergiebeweis angesehen werden. So wurden manchem Patienten unnötige Diäten wegen einer angeblichen Nahrungsmittelallergie empfohlen. Dies ist der Hauptgrund für die Forderung, daß die Diagnostik nur von Ärzten mit entsprechender Erfahrung durchgeführt werden sollte. Die Befürchtung mancher Patienten, daß die Testung erst zur Allergie führe, ist hingegen unbegründet.

Epikutan-Test (Läppchentest)

Diese Art der Testung ist in erster Linie für den Nachweis einer Kontaktallergie geeignet. Die betreffenden Allergene werden entweder in wäßriger Lösung oder in Vaseline aufgenommen. Für die wichtigsten Allergene sind entsprechende Testsubstanzen in Handel erhältlich. Ist die Ursache unklar, wendet man eine sogenannte Standardreihe an, die die erfahrungsgemäß häufigsten Kontaktallergene enthält. Für spezielle Expositionen gibt es besondere „Testblöcke“, so z.B. für die Gummiindustrie, für Arzneimittel, für Bäcker, Friseure, Duftstoffe, Kunststoffe, Metallverarbeitung usw.

Das Testallergen wird auf die Haut aufgetragen (meist am Rücken) und die Teststelle mit speziellen Pflastern abgedeckt. Diese Pflaster werden nach ein bis zwei Tagen entfernt. Die lokale Reaktion wird nach zwei und drei Tagen abgelesen. Im positiven Fall kommt es zur Rötung, evtl. auch Schwellung der Haut, bei starken Reaktionen auch zu Knötchen, unter Umständen auch zur Bläschenbildung. Bei Hinweisen darauf, daß die Sonneneinwirkung eine Rolle spielt, kann der Test entsprechend modifiziert werden.

7.2.2 Allergologische Laboruntersuchungen

Der Nachweis von IgE-Antikörpern wie auch von spezifisch reaktionsfähigen Lymphozyten war der entscheidende Fortschritt der allergologischen Forschung. Er ermöglicht zudem eine objektive Labordiagnostik. Allerdings warf dies auch neue Fragen auf.

Nachweis von IgE-Antikörpern

Das Prinzip dieser Methode besteht darin, daß zunächst das Allergen (z.B. ein Milbenextrakt) an einen geeigneten Träger gebunden wird (*Allergosorbens*). Hinzu fügt man das zu untersuchende Serum. Enthält dieses Antikörper gegen das Allergen, werden sie gebunden. In einem dritten Schritt wird nun mit einem radioaktiv markierten Antikörper untersucht, ob sich unter den gebundenen Antikörpern auch das für die Allergie so bedeutsame IgE befindet. Diese Methode erhielt die Bezeichnung *R*adio-*A*llergo-*S*orbent-*T*est (RAST, s. Abb. 13). Inzwischen wurde sie vielfach modifiziert bis hin zur Entwicklung von Streifen-Tests.

Die Nachteile der Methode sind die beträchtlichen Kosten und die Tatsache, daß das Ergebnis erst nach einigen Stunden zur Verfügung steht. Aus diesen Gründen wird grundsätzlich der Testung an der Haut der Vorzug gegeben. Die Laboruntersuchung ist dann angezeigt, wenn die Testung an der Haut nicht möglich ist (z.B. durch allgemeine Hauterkrankungen oder wegen der Einnahme von Medikamenten, die die Hautreaktion beeinflussen) oder mit Gefahren verbunden wäre (hochgradige Allergie, unbekannte Allergene). Die Testung kann mit Einzelextrakten erfolgen (Gräserpollen, Hausstaubmilbe usw.) oder auch einem Gemisch (z.B. von Inhalations- oder Nahrungsmittelallergenen).

Ähnlich wie beim Hauttest muß man aber oft feststellen, daß eine positive Reaktion nicht beweist, daß das betreffende Allergen Ursache der Erkrankung ist. Für die klinischen Erscheinungen sind offensichtlich zusätzliche Faktoren bedeutsam.

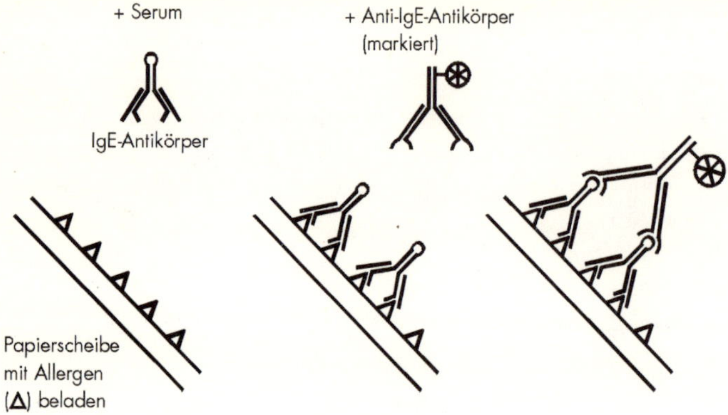

Abb. 13: Prinzip des Nachweises von IgE-Antikörpern (RAST und verwandte Methoden)

7.2.3 Provokationstest und Karenzversuch

Beim Provokationstest wird – gewissermaßen im Experiment – überprüft, welches Allergen tatsächlich auch klinische Erscheinungen auslöst, indem man entweder Inhalationsallergene auf die Nasenschleimhaut aufträgt oder inhalieren läßt, Nahrungs- oder Arzneimittel einnehmen läßt u.a.m. Auch der Läppchentest (s. S. 90) gehört hierher. Zu einem solchen Vorgehen wird man sich vor allem dann entschließen, wenn der Nachweis von IgE-Antikörpern gegen bestimmte Allergene (im Hauttest oder im Labor) nicht mit den Beobachtungen des Patienten übereinstimmt – vor allem aber dann, wenn eine eindeutige Klärung erforderlich ist (z.B. vor aufwendigen Karenzmaßnahmen, für die Anerkennung als Berufserkrankung usw.). Gelegentlich ist es auch bedeutsam, daß durch einen negativen Provokationstest eine vermutete Allergieursache ausgeschlossen werden kann. Provokationstests sollten nur in beschwerdefreien Stadien durchgeführt werden.

Die wichtigsten Formen der Provokationstestung sind:

- *Augenbindehauttest*: Ein Tropfen der Allergenlösung wird in das Auge getropft. Im positiven Fall kommt es nach 10–20 Minuten zu Juckreiz, Rötung und Tränenfluß.

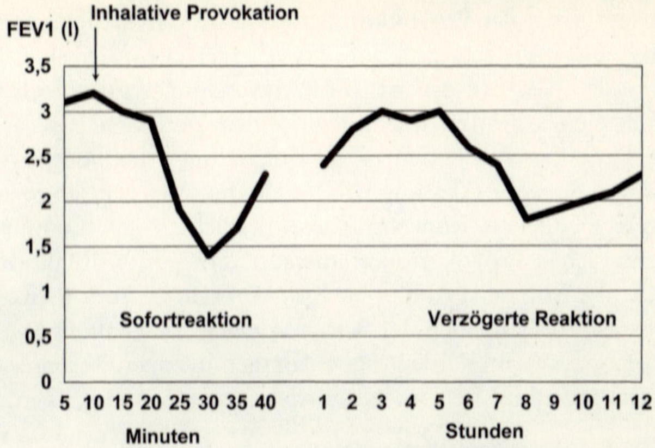

Abb. 14: Inhalative Allergen-Provokation mit charakteristischer zweizeitiger Reaktion (Dual-Reaktion), gemessen an der maximalen Ausatmung während einer Sekunde (FEV1)

- *Nasaler Provokationstest*: Die Allergenlösung wird auf die Nasenschleimhaut aufgebracht. Beurteilt werden Niesanfälle, vermehrter Sekretfluß, das Aussehen der Schleimhaut oder auch die Erhöhung des Strömungswiderstandes (mittels Rhinomanometrie).
- *Bronchiale Provokation*: Nach Inhalation des Allergens werden Lungenfunktionsprüfungen durchgeführt, die das Zuschwellen der Bronchien erfassen (z.B. Bestimmung der maximalen Ausatemgeschwindigkeit oder direkt der Strömungswiderstände).
- *Orale Provokation*: Das verdächtigte Allergen (meist Nahrungsmittel) wird in verdeckter Form („blind") zugeführt (z.B. Beispiel in Kapseln oder vermischt mit Sirup). Dies ist notwendig, da man im Magen-Darm-Bereich nicht unmittelbar beobachten oder messen kann.

Die Auswahl hängt von den jeweiligen Beschwerden ab.

Neben der Anwendung von Allergenextrakten kann man die verdächtigen Allergene auch in natürlicher Form anwenden bis hin zur Untersuchung in der entsprechenden Umgebung (z.B. am Arbeitsplatz).

Der Vorteil der Provokationstestung ist, daß sie den unmittelbaren Beweis erbringt, daß das Allergen die (oder eine) Ursache der Beschwerden ist. Ihre Anwendung wird jedoch dadurch eingeschränkt, daß sie mit einem gewissen Risiko für den Patienten verbunden ist und meist mit erheblichem Aufwand einhergeht (Testung u.U. mehrerer Allergene in jeweils unterschiedlichen Konzentrationen). Nicht selten kommt es nach solchen Provokationen auch zu verzögerten Reaktionen nach 6–8 Stunden (Abb. 14). Eine Alternative zum Provokationstest ist schließlich der *Karenzversuch*: Der Patient meidet den Kontakt zum verdächtigen Allergen. Klingen darunter die Beschwerden ab, ist der ursächliche Zusammenhang ebenfalls gesichert.

7.3 Zusammenfassung

Aus dem erläuterten Für und Wider der verschiedenen Untersuchungsmöglichkeiten hat sich folgendes Vorgehen allgemein durchgesetzt (Abb. 15):

- Am Anfang steht die detaillierte Erhebung der Krankheitsvorgeschichte. Nur durch sie kann der Kreis möglicher Allergene so eingegrenzt werden, daß überhaupt eine weiterführende Untersuchung möglich ist. In manchen Fällen (z.B. beim Heuschnupfen) kann die Vorgeschichte bereits die richtige Diagnose liefern.

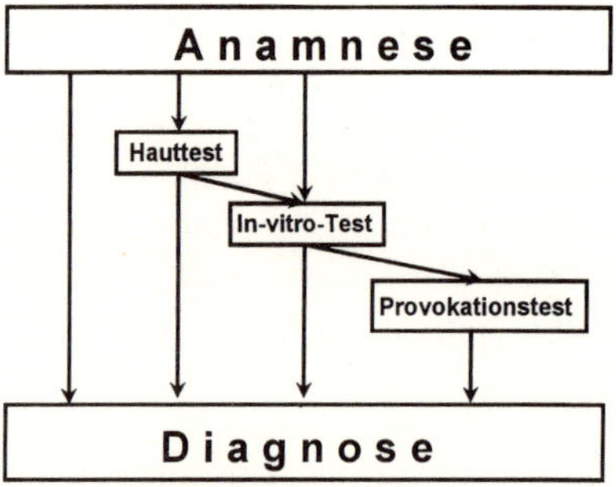

Abb. 15: Stufenschema der allergologischen Diagnostik

- Meist wird man jedoch die Hauttestung zur weiteren Abklärung benötigen, sei es zur Bestätigung eines Verdachtes (Bestätigungstest) oder zur Suche mit Verwendung eines Spektrums in Frage kommender Allergene (z.B. Inhalationsallergene beim Asthma = Suchtest).
- Bei Diskrepanzen zwischen Hauttestergebnis und Vorgeschichte oder wenn die Testung an der Haut nicht möglich ist, kann der Arzt noch die Laboruntersuchung veranlassen.
- Der Provokationstest hat schließlich Bedeutung, wenn die bisherigen Möglichkeiten nicht zu einer eindeutigen Aussage führten.

Die gesicherten Ergebnisse sollten unbedingt in einen Allergiepaß eingetragen werden, den der Patient immer bei sich trägt, damit der Arzt im Notfall richtig handeln kann. Neben den Personalien enthält ein solcher Allergiepaß meist
- die identifizierten Allergene (einschließlich evtl. unverträglicher Arzneimittel)
- Vorschläge für eine rasche und zielgerichtete Behandlung in bedrohlichen Situationen.

8. Wie können Allergien behandelt werden?

Bei der Behandlung unterscheidet man
- die „Kausalbehandlung“, welche die Ursache (lat. *causa*) beseitigt und dadurch das Auftreten von Symptomen verhindert. Hierher gehören neben der Vermeidung weiteren Allergenkontaktes (Karenz) die Hyposensibilisierung sowie
- die symptomatische Behandlung, welche letztlich nur die Symptome unterdrückt.

8.1 Meidung des Allergens bzw. der Allergene (Allergenkarenz)

Die optimale Behandlung ist es, künftige Kontakte zu den entscheidenden Allergenen zu meiden. Im strengen Sinne ist dies keine „Behandlung", sondern eine „Vorbeugung", denn die Sensibilisierung und damit die Bereitschaft, jederzeit wieder zu erkranken, besteht noch lange Zeit – meist lebenslänglich. Die Karenz garantiert aber – rechtzeitig und richtig eingesetzt – Beschwerdefreiheit. Voraussetzung ist, daß *alle* für den betreffenden Patienten bedeutsamen Allergene identifiziert wurden und gemieden werden können.

Bei dem verbreiteten Vorkommen bzw. der verbreiteten und oft nicht deklarierten Anwendung mancher Allergene ist die Karenz oft schwierig, da der Patient – zumindest zu Beginn seiner Erkrankung – kaum Informationen oder Erfahrungen über Kontaktmöglichkeiten hat. Pauschale Hinweise wie „Meiden Sie Hühnereier!" oder „Beseitigen Sie die Hausstaubmilbe!" sind meist wenig hilfreich. Die Patienten brauchen oft sehr detaillierte Informationen. Grundsätzlich sollten identifizierte Allergene gemieden werden. In besonderem Maße gilt dies, wenn sie zu lebensbedrohlichen Reaktionen führen können, wie z.B. manche Nahrungs- und Genußmittel (Erdnuß, Fisch) oder Insektenstiche. Bei anderen genügt es oft, den Kontakt so zu verringern, daß keine Beschwerden auftreten (z.B. bei Hausstaubmilbenallergie). Jedes Allergen birgt spezielle Probleme, die hier nicht umfassend dargestellt werden können. Nur einige besonders wichtige Allergene seien beispielhaft aufgeführt, um zu zeigen, wie vielfältig die Kontaktmöglichkeiten und damit auch die Karenznotwendigkeiten sein können.

Gräser- und Baumpollen: Sie sind Beispiele für Allergene, denen man eigentlich kaum entgehen kann – es sei denn in der Wüste, auf hoher See oder auf dem Mond. Deshalb stellt sich bei einer solchen Allergie immer die Frage nach einer Hyposensibilisierung, vor allem beim Übergang des Heuschnupfens in ein Heuasthma. Dennoch gibt es auch hier Möglichkeiten, den Kontakt zu verringern, z.B.

- durch Meiden von Aktivitäten im Freien an kritischen Tagen,
- durch Schließen der Fenster und regelmäßiges feuchtes Auswischen der Wohnung,
- durch eine Urlaubsplanung, welche die regional unterschiedlichen Blüteperioden berücksichtigt (bei Gräserallergie

z.B. im Frühsommer in Skandinavien bzw. im Hochgebirge oder während unserer Blüteperiode in Gegenden, in denen die Blüte bereits vorbei ist). Informationen über die Pollenbelastung in Europa können erfragt werden (s. Adressenverzeichnis, S. 122f.). Seeaufenthalte sind nur bei Seewind hilfreich. Auch der Küste vorgelagerte Inseln werden – bis zu 200 km – von Festlandspollen eingedeckt und garantieren keinen ungestörten Urlaubsgenuß.

Hausstaubmilben: Unter unseren klimatischen Bedingungen finden sich praktisch in jeder Wohnung Milben – wenn auch in sehr unterschiedlicher Menge. Lediglich im Hochgebirge (> 1500 m) sind sie kaum vorhanden. Dies hängt wahrscheinlich mit den größeren Temperaturdifferenzen und der geringeren Luftfeuchtigkeit zusammen. Der geringe Milbenbefall ist eine der Ursachen für den meist günstigen Effekt des Hochgebirgsaufenthaltes bei Asthmatikern. Besonders reichlich finden sich Hausstaubmilben hingegen in feuchten Wohnungen mit gleichbleibend hohen Raumtemperaturen und reichlich Polsterungen. Umgekehrt kann durch Beseitigung von Polstermöbeln und Teppichen und durch Verbesserung der Klimatisierung die Allergenkonzentration im Hausstaub verringert werden. Diese Maßnahmen sind zu ergänzen durch regelmäßige intensive Reinigung der Wohnräume und die Anwendung milbenabtötender Mittel (*Acaricida*). Alle diese Maßnahmen (Tab. 7) reichen allerdings oft nicht aus, um unter eine kritische Schwelle zu gelangen.

Die höchsten Milbenkonzentrationen finden sich auf Kopfkissen, Deckbetten und Matratzen. Ein wesentlicher Fortschritt war die Entwicklung von halbdurchlässigen Umhüllungen („encasings"). Sie lassen Luft und Feuchtigkeit hindurch und gewährleisten damit den gewünschten Schlafkomfort. Andererseits werden Milben und Milbenkot zurückgehalten, wie umgekehrt Hautschuppen nicht nach innen gelangen – die Zahl lebender Milben nimmt ab. Selbstverständlich sind auch diese Maßnahmen mit intensiven Reinigungsprozeduren zu verbinden. Durch diese Maßnahmen kann die Konzentration der Milbenallergene auf unter 10 % gesenkt werden, ein Ergebnis, welches bei vielen Milbenallergikern zu einer Besserung der Beschwerden führt. Falls dies nicht ausreichend ist, sollte die Karenz mit einer Hyposensibilisierung kombiniert werden.

Tab. 7: Empfehlungen für Patienten mit Hausstaubmilbenallergie

- regelmäßige und gründliche Reinigung der Wohnung evtl. unter Verwendung eines milbenabtötenden (akariziden) Mittels
- Temperaturen im Schlafzimmer möglichst niedrig halten
- Bettwäsche mindestens 1 Stunde bei 60° C waschen
- Matratze, Kopfkissen und Deckbett/Steppdecke mit speziellen Überzügen (Encasing) versehen
- Vermeidung von Teppichen, textilen Fußböden und anderen Staubfängern
- bei Kindern möglichst nur abwaschbare Kuscheltiere, andere häufiger über Nacht in der Tiefkühltruhe aufbewahren (zur Abtötung der Milben) und anschließend gründlich reinigen
- Polstermöbel mit glatten Oberflächen (Leder) bevorzugen
- regelmäßige Raumlüftung, möglichst niedrige Luftfeuchtigkeit (unter 40 %)
- bei Wohnungswechsel eine trockene, möglichst in höheren Stockwerken gelegene Wohnung bevorzugen, Fußbodenheizung ist vorteilhaft
- für den Urlaub das Hochgebirge (über 1200 m) bevorzugen

Pilzsporen: Bei Pilzbefall in den Wohn- oder Nutzräumen hilft nur eine gründliche Sanierung, unter Umständen sogar der Wechsel in eine trockene, pilzfreie Wohnung. Die Vegetationsbedingungen für Pilz und Milben sind sehr ähnlich. Auch hier sollte die Luftfeuchtigkeit reduziert und evtl. die Zimmertemperatur verringert werden. Befallenes Mauerwerk, Tapeten usw. sind gründlich zu entfernen. Wichtig sind eine ausreichende Belüftung und eine freie Luftzirkulation. Auf Grünpflanzen sollte verzichtet werden. Bei Sensibilisierung durch Pilzkontakt im Freien bzw. außerhalb der Wohnung sollten entsprechende Hobbys aufgegeben, evtl. auch der Beruf gewechselt werden (Gartenarbeiten, landwirtschaftliche Tätigkeiten).

Tierschuppen: Bei entsprechenden Allergien sollten selbstverständlich die betreffenden Haustiere (Katzen, Hamster,

Ratten, Hunde) abgeschafft werden, wie schwer dies auch – bei Kindern oder älteren alleinstehenden Personen – fallen mag. Diese Karenz ist die einzige Möglichkeit, das Fortschreiten der Erkrankung zu einem Stadium zu verhindern, in dem dies zu spät kommt. Hunde-, Hamster- und Rattenallergiker werden dadurch relativ rasch beschwerdefrei – zumal wenn die Wohnung anschließend gründlich gereinigt wurde. Bei Katzenallergie ist die Situation komplizierter. Katzenallergene werden weit verbreitet. Hierzu trägt bei, daß sie sich an kleine Partikeln binden, die nach dem Aufwirbeln lange in der Luft bleiben und sich oft auf Kleidungsstücken ablagern (s. S. 78). Auch wenn die Katze die Wohnung verlassen hat, bleibt der Allergengehalt noch über Monate relativ hoch. Bei Pferdeallergien sind die Patienten gelegentlich so hochgradig sensibilisiert, daß der Aufenthalt in der Nähe eines Pferdestalles bereits schwerste Asthmaanfälle auslösen kann. Solche Sensibilisierung werfen verständlicherweise besondere Probleme in ländlicher Umgebung auf.

Nahrungsmittel: Hochgradige Nahrungsmittelallergien können besonders unangenehm sein, da es zu vielen und nicht selten überraschenden Kontakten kommen kann. Die derzeit gültigen Lebensmittelverordnungen sind aus allergologischer Sicht unzureichend, da nur bestimmte Stoffe bzw. Stoffe mit bestimmten Mengenanteilen (> 25 %) zu deklarieren sind. Letztere liegen z. T. erheblich über jenen Mengen, die beim Sensibilisierten (Erdnuß, echte Nüsse, Fisch u. ä.) lebensbedrohliche Reaktionen auslösen können. Eine Deklaration „frei von ..." wäre ein wesentlicher Fortschritt, obwohl damit nicht alle Probleme zu lösen sind: Wenn in denselben Geräten zunächst eine Schokolade unter Verwendung von Erdnuß und – nach üblicher Reinigung – eine solche ohne Verwendung von Erdnuß hergestellt wird, können vom ersten Produktionsprozeß noch so viele Reste vorhanden sein, daß sie Beschwerden auslösen können.

Lückenlos ist hingegen die Deklaration von Nahrungszusatzstoffen (s. S. 60 ff.). Die Karenz ist daher unproblematischer als bei den eigentlichen Nahrungsmitteln.

Ein Teil der Nahrungsmittelallergene ist so temperaturempfindlich, daß sie in erhitzter oder gekochter Form vertragen werden. Dies gilt vor allem für verschiedene Obstarten (z.B. Apfel), manche Milchallergene (Laktoglobulin, Rinderserumalbumin), aber auch Bestandteile des Hühnereies (Ovalbumin, Ovotransferrin, Lysozym). Andere sind hingegen ausgesprochen widerstandsfähig, darunter auch einige, die nicht selten bedrohliche Reaktionen auslösen können (Erdnuß, Soja, Gewürze, Haselnuß). Manche Nahrungsmittel führen nur in bestimmten Kombinationen zu allergischen Reaktionen, z.B. mit körperlicher Belastung, Alkoholgenuß u.ä. Auch dies kann vermieden und damit im Sinne der Karenz genutzt werden.

Für einige ausgewählte Nahrungsmittel seien spezielle Informationen gegeben, da unerwartete Kontakte zu überraschenden Reaktionen führen können.

Getreide: Die verbreitete Verwendung traditioneller Getreidearten (Weizen, Roggen, Hafer, Gerste) ist hinreichend bekannt. Neue Probleme ergeben sich durch die zunehmende Verbreitung von Naturkost, in der auch ungewöhnliche Getreidearten wie Buchweizen und Hirse Verwendung finden, z.B. für Fladenbrot, Breie und Suppen.

Erdnuß: Die Erdnuß nimmt eine Sonderstellung ein wegen der Gefahr lebensbedrohlicher Reaktionen und ihrer verbreiteten, nicht deklarierten Anwendung. Sie wird auch als Gemüse, Butter, geröstet oder als Zusatz zu zahlreichen Speisen verwendet, Biskuit u.a. Gebäckarten.

Soja: Soja spielt bisher nur eine geringe Rolle, wird aber zunehmend verwendet.

Sellerie: Allergien sind relativ selten, aber oft hochgradig. Eine weitere Besonderheit ist ihre häufige Kombination mit Gewürzallergien (Sellerie-Beifuß-Gewürz-Syndrom). Die Hauptgefahr resultiert aus der sehr verbreiteten und oft nicht deklarierten Anwendung in Gewürzen, Halbfertig- und Fertigwaren.

Nüsse: Nußallergien sind ebenfalls oft hochgradig. Dadurch birgt auch hier die verbreitete Anwendung – z.B. in Schokolade, Nougat, Gebäck, Eis, Marzipan und anderen Süßwaren, Kuchen und vielen Speisen – besondere Gefahren.

Milch: Milch findet sich in einer Vielzahl von Nahrungsmitteln, so u.a. in Backwaren wie Weißbrot, Brötchen, Kuchen, in Mayonnaisen, Schokolade und Speiseeis. Kondensierte Milch und Milchpulver enthalten alle Milchproteine, z.T. jedoch mit verminderter Allergenaktivität, so daß sie von manchen Milchallergikern genossen werden können. Auch Butter enthält einen gewissen Anteil an Milchallergenen, der jedoch nur ausnahmsweise zur Auslösung allergischer Reaktionen ausreicht. Käse entsteht unter der Einwirkung von Labfermenten. Wegen seines hohen Kaseingehaltes wird er von Milchallergikern meist nicht vertragen. Allergische Reaktionen nach Käse können vereinzelt aber auch durch Pilzallergene bedingt sein.

Hühnereier: Eier werden in den verschiedensten Nahrungsmitteln verarbeitet, z.B. in Mayonnaisen, Soßen, Teigwaren, bestimmten Brotarten und anderen Backwaren, Glasuren, bestimmten Wurstsorten, Salaten sowie Fertigspeisen. In Ausnahmefällen können bereits Spuren allergische Reaktionen auslösen. Dann kann es ausreichen, daß manche Impfstoffe auf Hühnereibasis hergestellt werden (z.B. Impfstoffe gegen Masern, Influenza, Gelbfieber).

Fisch: Auch Fischallergene können zu hochgradigen Sensibilisierungen führen, durch die auch mittelbare Expositionen bedeutsam werden, z.B. über Hühnereier bei Verfütterung von Fischmehl. Gelegentlich gelangt Fischeiweiß beim „Schönen" in Spuren in den Wein. Eine spezielle Expositionsmöglichkeit ergibt sich durch Surimi, welches zur Imitation von Krabben, Garnelen und anderen Meeresfrüchten verwendet wird – aber auch durch „fleischfreie" Hot dogs, Soßen, Pizzen usw.

Gewürze: Die Zahl möglicher Allergene ist erheblich. Empfohlen wird daher nach einer entsprechenden Verträglichkeit die sparsame Verwendung von Einzelgewürzen. Vorsicht ist geboten bei der Verwendung von Gewürzmischungen, Curry u.ä., Fertigsoßen, Halb- oder Fertiggerichten.

Die zunehmende Industrialisierung der Nahrungsmittelherstellung wirft oft unlösbare Probleme auf, so daß Selbsthilfe und Rückbesinnung auf eigene Herstellung und Verarbeitung hilfreich oder gar notwendig sein können.

Diese Aufzählung enthält nur einige Beispiele von allgemeinerer Bedeutung. Die Zahl möglicher und oft unerwarteter Kontakte ist Legion. So wurde z.B.

- als Ursache einer „Campari-Allergie" eine Sensibilisierung durch den Farbstoff der Cochenille-Laus ermittelt – der übrigens auch in Ketchup und Lippenstiften enthalten sein kann,
- eine Mohnsamenallergie nach Genuß von Semmelknödeln, Zwetschenkuchen, Frikadellen u.a beobachtet,
- eine „Wurstallergie" auf die Verwendung eines speziellen Farbstoffs bei der Salamiherstellung zurückgeführt.

Eine recht umfangreiche Datenbank findet sich im MIEL (Multimedialen Informationssystem für Ernährungsfragen und Lebensmittelauswahl; s. Literaturhinweise, S. 124).

8.2 Hyposensibilisierung (spezifische Immuntherapie, Allergen-Vakzinierung)

Die Hyposensibilisierung wurde 1911 von NOON unter völlig falschen Voraussetzungen entwickelt – und war dennoch wirksam. Um die Jahrhundertwende wurde der damals recht seltene Heuschnupfen auf ein Pollengift (Pollentoxin) zurückgeführt. Da man erfolgreich z.B. mit Diphtheriegift impfen (immunisieren) konnte, übertrug man dieses Vorgehen auch auf den Heuschnupfen. Die Behandlung erfolgte durch die Injektion geringer Mengen eines Pollenextraktes unter die Haut. Die Dosis wurde allmählich gesteigert. Der Organismus sollte so zur Produktion von Schutzstoffen veranlaßt werden. Tatsächlich konnten Heuschnupfenpatienten auf diese Weise beschwerdefrei gemacht werden.

In der Folgezeit wurde dieses erfolgreiche Experiment auch auf zahlreiche andere Allergien übertragen. Die entsprechenden Extrakte wurden von den Ärzten selbst hergestellt (heute z.T. auch noch in den USA möglich), teilweise stammen sie aus sehr fragwürdigen Allergenquellen ohne jede Qualitätskontrollen. Dies ist eine der Hypotheken, mit denen die Hyposensibilisierung auch heute noch durch ihre Kritiker konfrontiert wird und die manche Enttäuschungen erklärt.

Dies veranlaßte die WHO und die Internationale Union Immunologischer Gesellschaften (IUIS) zu Aktivitäten zur Verbesserung der Allergenqualität. Damit kamen wesentlich wirksamere Allergenextrakte in den Handel, die allerdings nicht mehr so unbesorgt wie früher injiziert werden konnten. In Großbritannien ereigneten sich mehrere Todesfälle, die den Staatsanwalt auf den Plan riefen – nicht zuletzt, weil darunter auch ein Verwandter eines hochrangigen Politikers war. So kam es zum zweiten Argument gegen die Hyposensibilisierung – sie sei gefährlich.

Mittlerweile ist die Diskussion zum Abschluß gekommen. In einem WHO-Papier von 1997 wurden die Wirksamkeit und – bei sachgerechter Durchführung – auch die Vermeidbarkeit von Nebenwirkungen bestätigt.

Die Hyposensibilisierung ist dann angezeigt, wenn

- das Allergen bzw. die Allergene nicht gemieden werden können, ansonsten ist immer die Karenz vorzuziehen,
- gut standardisierte Allergenextrakte zur Verfügung stehen.

Dies trifft vor allem für die Insektengift-, Pollen-, Hausstaubmilben-, Tierschuppen- und – in Ausnahmefällen – für Nahrungsmittelallergien zu.

Sinnvoll ist eine Hyposensibilisierung in erster Linie bei bedrohlichen Allgemeinreaktionen (Insektengifte), Rhinitis und Asthma bronchiale. Keine Erfolge sind hingegen bei Urtikaria und atopischer Dermatitis zu erwarten. Die Behandlung setzt voraus, daß der Patient Geduld mitbringt. Ungeeignet ist die Hyposensibilisierung, wenn andere immunologische Erkrankungen, sonstige schwere Erkrankungen oder eine Schwangerschaft vorliegen. Auch bestimmte Medikamente (vor allem bestimmte Blutdruckmittel) vertragen sich nicht mit dieser Therapie. Im allgemeinen werden Kinder ab 5 Jahren behandelt, nach oben gibt es keine Altersgrenze.

Die Anwendung erfolgt meist in Form von Injektionen unter die Haut (*subkutan*). Der Patient sollte anschließend noch etwa 30 Minuten unter ärztlicher Aufsicht bleiben, damit bei sich anbahnenden Nebenwirkungen sofort gehandelt werden kann (Tab. 8). Am häufigsten und harmlos sind lokale Anschwellungen an der Injektionsstelle. Bei stärkeren Lokalreaktionen oder vorübergehender Verstärkung der Grundleidens (Atemnot bei Asthmatikern) ist vorsichtige weitere Dosierung angezeigt. Bedrohliche Kreislaufreaktionen werden bei sachgerechter Anwendung kaum noch beobachtet. Am häufigsten sind Nebenwirkungen bei der Behandlung der Insektengiftallergie. Deshalb wird diese meist durch eine Schnelldesensibilisierung (3–6 Tage) im Krankenhaus eingeleitet. Von Injektion zu Injektion wird die Dosis je nach Verträglichkeit gesteigert, bis die Höchstdosis erreicht ist. Diese wird dann unter allmählicher Ausdehnung der Injektionsintervalle über etwa vier Wochen beibehalten. Bei zeitweiligem Allergenkontakt (z.B. Pollenallergie) wird die Hyposensibilisierung rechtzeitig vor der Exposition eingeleitet. Sie kann dann ganzjährig fortgesetzt oder jedes Jahr „präsaisonal" aufgefrischt werden.

Tab. 8: Verhaltensmaßregeln für Patienten während der Hyposensibilisierung

- Bemühen Sie sich, die vorgegebenen Behandlungstermine einzuhalten, da sie gewählt wurden, um Nebenwirkungen weitgehend zu vermeiden.
- Informieren Sie den Arzt vor der Injektion
  - über die Verträglichkeit der letzten Injektion,
  - über evtl. zwischenzeitliche medizinische Probleme, insbesondere über Beschwerden, die möglicherweise mit der zu behandelnden Allergie in Zusammenhang stehen,
  - über evtl. Veränderungen einer medikamentösen Behandlung (neue Medikamente, veränderte Dosierungen),
  - über vorgesehene oder vorgenommene Impfungen, aber auch über alles andere, das Ihnen bedeutsam erscheint.
- Bleiben Sie mindestens 30 Minuten in der ärztliche Praxis bzw. Ambulanz. Melden Sie sich unverzüglich, wenn Sie irgendwelche Nebenwirkungen verspüren oder vermuten.
- Meiden Sie für 3–4 Stunden schwere körperliche Belastungen, Sport und Alkohol.
- Informieren Sie den Arzt, wenn der Verdacht einer Schwangerschaft besteht.

Das Prinzip hat sich seit annähernd 100 Jahren nicht wesentlich geändert. Die Fortschritte betreffen

- die Verbesserung der Standardisierung und der Qualitätskontrolle, die – zumindest für die wichtigsten Allergene – eine konstante Aktivität gewährleistet,
- Veränderungen der Allergenmoleküle in der Form, daß sie kaum noch IgE-Antikörper binden (und damit Nebenerscheinungen auslösen), aber dennoch den gewünschten immunologischen Effekt haben (modifizierte Allergen bzw. Allergoide),
- Bemühungen, die unangenehmen Injektionen durch Einnahme von Tropfen o. ä. zu umgehen. Bisher sind die Ergebnisse jedoch noch nicht überzeugend.

Die Behandlung erfordert Geduld. Sie muß über drei Jahre fortgesetzt werden; manche fordern sogar fünf Jahre. Der Aufwand lohnt sich jedoch, da diese Behandlung an der – immunologischen – Wurzel angreift (Kausaltherapie). Die Erfolgsaussichten (Beschwerdefreiheit oder wesentliche Besserung) liegen für

- die Insektengiftallergie bei 85–95 %,
- die Pollenallergie bei 60–80 % (Heuschnupfen) bzw. 40–65 % (Heuasthma),
- die Hausstaubmilbenallergie bei 55–75 % (Schnupfen) bzw. 35–55% (Asthma).

Die Hyposensibilisierung kann auch die bronchiale Übererregbarkeit rückgängig machen – nicht aber den Gewebsumbau chronisch allergischer Erkrankungen. Die Behandlung sollte deshalb nicht zu spät begonnen werden.

8.3 Medikamentöse Behandlung

Da die Möglichkeiten einer ursächlichen Behandlung (Karenz, Hyposensibilisierung) begrenzt sind und diese durch Verzögerungen in der Diagnostik nicht selten zu spät kommt, spielt die medikamentöse Behandlung wohl auch weiterhin die dominierende Rolle. Die Auswahl der Medikamente hängt entscheidend von den jeweiligen Beschwerden (Symptomen) ab; man spricht deshalb auch von symptomatischer Behandlung. Ein Asthma erfordert andere Medikamente als z.B. eine allgemeine

Quaddelsucht (Urtikaria). An dieser Stelle kann natürlich kein lückenloser Überblick gegeben werden. Die Ausführungen beschränken sich auf einige Medikamente, die in zentrale Mechanismen der allergischen Reaktion eingreifen und daher unabhängig von den jeweiligen Symptomen eingesetzt werden können. Es sind dies

8.3.1 „Degranulationshemmer"

Dieser Begriff charakterisiert den ursprünglich vermuteten Wirkungsmechanismus, die Hemmung der Freisetzung von Botenstoffen aus Mastzellen, die mit einer Verringerung der in ihnen vorhandenen „Körnchen" (*Granula*) einhergeht. Dieser Effekt ist jedoch umstritten und steht sicher nicht im Vordergrund. Offensichtlich beeinflussen sie auch andere an der allergischen Reaktion beteiligte Zellen. Die beiden wichtigsten Vertreter sind

- Di-Natrium-Cromglykat (Intal®, Lumopren®, Opticrom®, Cromoglycin®, DNCG® usw.),
- Nedocromil (Irtan®).

Beide Medikamente können die ausgebrochene Allergie nicht mehr beeinflussen. Sie müssen vorbeugend angewandt werden, d.h. auch in Perioden der Beschwerdefreiheit. Da der Wirkstoff nicht vom Körper aufgenommen wird, können sie nur lokal wirken – in erster Linie als Nasentropfen und Inhalat bei allergischem Schnupfen bzw. Asthma. Gewisse Erfolge wurden auch bei Allergien des Magen-Darm-Kanals beschrieben. Wirkungslos sind sie hingegen z.B. bei allgemeiner Quaddelsucht (Urtikaria). Ein großer Vorteil ist das Fehlen von Nebenwirkungen. Deshalb werden sie gern im Kindesalter verordnet. Allerdings sind sie nicht bei jedem wirksam.

8.3.2 Hemmer der Effekte allergischer Botenstoffe (Mediatoren)

Dieses Gebiet ist in besonderem Maß Gegenstand der pharmakologischen Forschung. Jeder neu entdeckte Botenstoff löst die

Suche nach entsprechenden Hemmstoffen aus. Praktische Bedeutung haben allerdings bisher nur die Histamin-Blocker (Antihistaminika) und in neuerer Zeit Hemmstoffe der Leukotriene (Leukotrien-Antagonisten).

Antihistaminika

Die Wirkung dieser Medikamente beruht darauf, daß sie die Bindung des Histamins an spezielle Rezeptoren blockieren (H1-Blocker). Die ersten Präparate wurden vor etwa 50 Jahren entwickelt. Diese erste Generation war bereits zuverlässig wirksam. Ihre Anwendung wurde jedoch dadurch eingeschränkt, daß sie gleichzeitig dämpfend auf das Zentralnervensystem wirkten. Die mit ihnen Behandelten wurden müde und manchmal arbeitsunfähig. In jedem Fall beeinträchtigten sie die Fähigkeit, ein Kraftfahrzeug zu führen. Inzwischen steht eine zweite Generation von Antihistaminika zur Verfügung, die diese Nebenwirkung nicht mehr haben. Die wichtigsten Vertreter sind

- Astemizol (Hismanal®)
- Cetirizin (Zyrtec®)
- Fexofenadin (Telfast®)
- Loratadin (Lisino®)
- Mizolastin (Mizollen®).

Sie können als Tabletten, Dragees oder Kapseln angewandt werden, einige auch lokal als Nasen- oder Augentropfen, z.B. Azelastin (Allergodil®) und Levocabastin (Livocab®).

Bei allergischer Bindehaut- und Nasenschleimhautentzündung wirken sie recht zuverlässig (eine klassische Indikation ist der Heuschnupfen). Sehr stark wird auch die allergische Quaddelreaktion an der Haut gehemmt, daher kann man unter ihrer Behandlung keine Hauttestung vornehmen. Sie lindern auch den Juckreiz bei allergischen Hauterkrankungen. Beim Asthma wirken sie hingegen nicht überzeugend – ein Hinweis, daß hier andere Botenstoffe bedeutsamer sind.

Nebenwirkungen sind bei diesen neuen Präparaten selten. Ganz vereinzelt können sie (bei bestehender Herzerkrankung bzw. in Kombination mit anderen Medikamenten) zu Herzrhythmusstörungen führen. Wie jedes Medikament können sie auch Allergien auslösen – nur scheinbar eine paradoxe Situation.

Leukotrien-Antagonisten

In den letzten 10–15 Jahren wurden Leukotriene als wichtige Botenstoffe der allergischen Reaktion – vor allem beim Asthma bronchiale – identifiziert. Damit setzte auch die intensive Suche nach entsprechenden Hemmstoffen ein. Hierbei fanden sich gleich zwei Lösungswege:
- die Hemmung der Produktion der Leukotriene (Lipoxygenasehemmer, z.B. Zileuton®),
- Hemmstoffe für den Leukotrien-Rezeptor (z.B. Zafirlukast®, Montelukast®).

Beide führten zu Präparaten, die inzwischen auch ihre ersten klinischen Erprobungen hinter sich haben. Besonders die zweite Gruppe erwies sich als wirksam bei vertretbaren Nebenerscheinungen. Hauptanwendungsgebiet für diese neue Medikamentengruppe ist das Asthma. Ihre antientzündliche Wirkung ist schwächer als die der Kortikoide. Dennoch sind sie wertvoll, da sie den Bedarf an Kortikoiden auf ein vertretbares Maß reduzieren können.

8.3.3 Kortikoide (Kortikosteroide)

Kortikoide sind die wirksamsten entzündungshemmenden Medikamente, die wir bisher kennen. Ausgangssubstanz war das Cortison – ein körpereigenes Hormon, welches in der Nebennierenrinde produziert wird und eine wichtige Rolle in der hormonalen Regulation des Organismus spielt. Bei Allergien wird es allerdings in unphysiologisch hohen Dosen angewandt. Ausgehend vom Cortison wurden inzwischen wesentlich stärker wirkende Präparate entwickelt. Bei grundsätzlich gleicher Wirkung auf die Entzündung unterscheiden sie sich teilweise hinsichtlich ihrer Nebenwirkungen. Ein wesentlicher Fortschritt war die Entwicklung von Medikamenten, die nur lokal wirken und die nicht unbedenklichen allgemeinen Nebenwirkungen vermeiden.

Die ausgezeichnete *Entzündungshemmung* beruht darauf, daß die Kortikoide die Freisetzung der Botenstoffe aus fast allen Entzündungszellen hemmen. Nicht beeinflußt werden bemerkenswerterweise die Basophilen und Mastzellen. Dies ist der Grund dafür, daß die Sofortreaktion (s. S. 16f.) unverändert bleibt und unter dieser Behandlung z.B. die Hauttestung möglich ist. Daß sie dennoch die wirksamsten Medikamente bei fast allen Allergien sind, zeigt, welche Rolle die verzögerte Phase der allergischen Reaktion spielt. Da die Kortikoid-Wirkung mit einer gewissen Verzögerung eintritt, sind sie z.B. weniger geeignet für die Behandlung akuter Kreislaufreaktionen.

Ein gravierender Nachteil der Kortikoide sind ihre *Nebenwirkungen*, wenn eine Dosis von 10 mg Prednisolon (bzw. äquivalente Dosen anderer Präparate) täglich überschritten wird:

- die Hemmung der Nebennierenrindenfunktion und damit die Gefahr hormonaler Regulationsstörungen,
- Gewichtszunahme und Blutdruckanstieg, Zuckererkrankung,
- Magengeschwüre,
- Wachstumsstörungen, Knochenbrüchigkeit (Osteoporose),
- schwerer Verlauf von Infektionen (z.B. Tuberkulose) u.a.m.

Sie waren der Grund dafür, daß die Ärzte dringend vor ihrer unkontrollierten Anwendung warnten. Mit der Entwicklung der nur örtlich wirkenden Präparate hat sich die Situation jedoch grundlegend geändert. Sie sind ideal für die Behandlung von Schleimhautallergien (Nase, Bronchien, Magen-Darm-Bereich). Allgemeine Nebenwirkungen können verhindert werden, da sie kaum vom Körper aufgenommen (resorbiert) bzw. die geringen resorbierten Mengen rasch inaktiviert werden. Selbst bei Kindern sind sie ohne wesentliches Risiko – oder anders gesagt, das Risiko der unzureichend behandelten Allergie ist für die weitere Entwicklung vielfach höher. Bei der sehr verbreiteten „Hormonangst“ ist es manchmal schwierig, den Patienten von der Notwendigkeit der regelmäßigen Einnahme zu überzeugen. Beispiele für solche lokal anwendbaren Präparate sind

- Beclomatason (BDP®, Sanasthmax®, Beconase®),
- Budesonid (Pulmicort®, Rhinocort®, Topinasal®),
- Flunisolid (Inhacort®, Syntaris®),
- Fluticason (Flutide®),
- Mometason (Nasonex®).

Sofern eine lokale Anwendung möglich ist, sind diese Medikamente optimal für die symptomatische Behandlung (Unterdrückung der Entzündung). Reichen sie allein nicht aus, können zusätzlich Kortikoide auch in Tablettenform gegeben werden. Damit stellen sich allerdings die oben erwähnten Risiken ein. Tabletten sollten daher so niedrig wie möglich dosiert werden. Gewisse Vorteile hat es auch, wenn sie nur jeden zweiten Tag angewandt werden, um am tablettenfreien Tag die Nebenniere wieder zu aktivieren. Spritzen sind nur in Ausnahmefällen angezeigt. Die zeitweilig beliebten „Langzeitspritzen“, die über einige Wochen wirksam sind, sollten nicht mehr angewandt werden, da die Hormone auch wirken, wenn sie nicht benötigt werden – die Gefahr von Nebenwirkungen steigt aber an.

9. Kann man allergische Erkrankungen verhindern?

Im medizinischen Sprachgebrauch unterscheidet man drei Arten der Vorbeugung (Prävention):

- die Verhinderung der Erkrankung = primäre Prävention,
- die Verhinderung von Beschwerden (bei bestehender Erkrankung) = sekundäre Prävention,
- die Verhinderung des Fortschreitens der Erkrankung mit zunehmenden Beschwerden, stationären Behandlungen und schließlich Invalidität = tertiäre Prävention.

9.1 Primäre Prävention

Wie an anderer Stelle (S. 30) ausgeführt, spielen bei der Entstehung von allergischen Erkrankungen genetische Faktoren im Zusammenwirken mit spezifischen (Allergene) und unspezifischen (allergiefördernden) Umweltfaktoren die entscheidende Rolle. Trotz des besorgniserregenden Anstieges der Allergien kann man davon ausgehen, daß nicht jeder gefährdet ist. Damit konzentriert sich die primäre Prävention darauf, Gefährdete möglichst bereits bei der Geburt zu identifizieren und vorbeugende Maßnahmen bei diesen Kindern zu treffen.

Die Bemühungen, Risikofaktoren bei der Geburt zu erfassen, sind nicht neu. Bei kritischer Sichtung der bisherigen Erkenntnisse bleibt aber als gesicherter Risikofaktor nur die familiäre Belastung: Kinder ohne familiäre Belastung werden in etwa 10 % zu Allergikern. Ist ein Familienmitglied ersten Grades an einer Allergie erkrankt, steigt das Risiko auf 25 %, bei zweien auf 50 %. Daraus leitet sich aber auch ein Problem ab: Würde man alle Neugeborenen in ein Präventionsprogramm aufnehmen, würde man zwar alle Risikokinder erfassen, aber mehr als 80 % unnötig behandeln – mit erheblichem Aufwand. Würde man hingegen das Präventionsprogramm auf jene Neugeborenen beschränken, die mindestens eine Belastung aufweisen, wäre dies zwar nur etwa ein Drittel der Neugeborenen. Auf diese Weise würden allerdings nur etwa 45 % der Risikokinder erfaßt.

Der erhebliche Aufwand von Präventionsprogrammen stimuliert die Suche nach weiteren Risikoindikatoren. Zunächst schien die Bestimmung der IgE-Konzentration im Nabelschnurblut (welches ja von dem Neugeborenen stammt) hilfreich zu sein. Nachuntersucher konnten dies leider nicht bestätigen. Einen höheren Vorhersagewert hat der Nachweis von IgE-Antikörpern gegen Hühnereiweiß und/oder Kuhmilch während des ersten Lebensjahres. Ihr Auftreten beweist allerdings, daß es bereits zur Sensibilisierung gekommen ist – also keine Voraussetzung mehr für eine primäre Prävention gegeben ist. Die Suche nach weiteren Risikoindikatoren geht unvermindert weiter, da dies einen Zugang zu einer echten und gezielten Prävention eröffnen könnte.

Noch wichtiger ist natürlich, was mit den gefährdeten Kindern geschehen soll. Ein Eingriff am genetischen Kode scheidet aus grundsätzlichen Erwägungen aus. Er wäre zudem kaum möglich, da bei der Entstehung allergischer Erkrankungen offensichtlich zahlreiche Gene mitwirken (s. S. 29). Der Katalog möglicher Maßnahmen konzentriert sich daher im wesentlichen auf zwei Gruppen:

- die Verzögerung des Erstkontaktes mit den bedeutsamsten Allergenen,
- die Vermeidung allgemein allergiefördernder Einflüsse.

9.1.1 Verzögerung des ersten Kontaktes mit den wichtigsten Allergenen

„Ohne Allergenkontakt keine Allergie!" Dies gilt für jedes Lebensalter, in besonderem Maße jedoch für die früheste Kindheit, da entscheidende Orientierungen des Immunsystems in diesem Zeitraum erfolgen. Für das Neugeborene spielen zwei Allergengruppen die entscheidende Rolle – Nahrungsmittel- und Inhalationsallergene:

a) Vermeidung künstlicher Ernährung

Die wichtigsten frühkindlichen Nahrungsmittelallergene sind Kuhmilch und Hühnereier. Durch konsequentes Stillen können entsprechende Kontakte weitgehend gemieden werden. Tatsächlich konnte in mehreren Studien gezeigt werden, daß das Stillen über mindestens 6 Monate die Entwicklung von Allergien (offensichtlich nicht nur Nahrungsmittelallergien) zumindest verzögern kann. Aus verständlichen Gründen können solche Studien nicht „doppel-blind, placebo-kontrolliert" erfolgen – u.a. mit der Konsequenz, in der Kontrollgruppe das Stillen zu untersagen! Es sind nur rückwirkende (retrospektive) Studien jenseits des 6. Lebensmonats möglich, die immer gewisse Unsicherheiten beinhalten. Auch Beikost hat den gleichen Effekt wie „Nicht-Stillen". Allergenarme Milchpräparate (hydrolysierte Milch bzw. Formula) können offensichtlich eine Milchsensibilisierung nicht verhindern – es sei denn, man verwendet stark hydrolysierte Präparate, die aber teurer sind und unangenehm schmecken. Schließlich müssen alle anderen Faktoren, die möglicherweise eine Allergie fördern oder hemmen, erfaßt werden. Man teilt dann die Kinder in „gestillte" und „künstlich ernährte" ein und verfolgt deren weiteres Schicksal. Untersuchungen, ob auch die Ernährung der Mutter während der Schwangerschaft (Fisch, Erdnuß) bedeutsam ist, brachten keine schlüssigen Ergebnisse. Hingegen scheint die Ernährung in der Stillperiode eine Rolle zu spielen, da Nahrungsmittelallergene – aber auch z.B. Arzneimittel – in die Muttermilch übertreten können.

Die bisherigen Studien haben sich im wesentlichen auf die ausschließliche Ernährung mit Muttermilch in den ersten 4–6 Monaten beschränkt. Selbstverständlich können die wichtigsten Allergene des Kindesalters (Kuhmilch, Hühnerei, aber auch Fisch, Nüsse, Soja) mit einigem Aufwand auch danach noch für eine gewisse Zeit gemieden werden. Bisher fehlen allerdings Analysen über Aufwand und Nutzen.

b) Inhalationsallergene

Obwohl in manchen Studien gezeigt wurde, daß durch Stillen auch die Entwicklung einer späteren Allergie durch eingeatmete Allergene verhindert werden konnte, sind spezielle Karenzmaßnahmen wesentlich erfolgversprechender. Interessant ist die Beobachtung, daß Pollenallergien häufiger bei Kindern auftreten, die kurz vor der jeweiligen Pollensaison geboren wurden – nicht unbedingt ein Ansatzpunkt für eine Prävention, aber ein Hinweis auf die besondere Bedeutung des Allergenkontaktes im frühesten Kindesalter. Besonders wichtig sind Hausstaubmilben und Haustiere. Für die Vermeidung des Milbenkontaktes sind dieselben Maßnahmen zu empfehlen, die ganz allgemein Gültigkeit haben (s. S. 96f.). Oft wird für das Neugeborene ein neues Bettchen mit allem Zubehör angeschafft, und dennoch dauert es maximal vier Monate, bis auch dieses von Milben besiedelt ist. Die Anwendung von milbentötenden Präparaten (*Acarizida*) wird – erst recht in diesem Lebensalter – kritisch beurteilt. Wichtiger sind gründliches Reinigen, Waschen bei mindestens 55°C, die Verwendung spezieller Überzüge für Kissen, Deckbett und Matratze – neben den üblichen Sanierungsmaßnahmen. Tiere sollten unbedingt aus dem Haushalt entfernt werden – so schwer dies auch fallen mag. Da Tierallergene noch über Monate nachweisbar bleiben, ist der günstigste Zeitpunkt für solche Sanierungen bereits die Frühschwangerschaft.

Eine solche Studie mit Einbeziehung von Nahrungsmittel- und Inhalationsallergenen an 120 Risikokindern zeigte, daß im Alter von 1 Jahr allergische Symptome nur bei 14% beobachtet wurden (gegenüber 40% in der Kontrollgruppe). Auch nach vier Jahren war der Unterschied signifikant, wenn auch etwas geringer. Gegenwärtig laufen zahlreiche ähnliche Untersuchungen. Ihre Resultate werden mit Spannung erwartet. Es sei allerdings nicht verschwiegen, daß es auch andere Vorstellungen gibt: Aus Tierversuchen ist bekannt, daß schwacher Antigenkontakt vor allem Th2-Zellen, massiver Allergenkontakt stärker die Th1-Zellen aktiviert (s. S. 15). In einer internationalen Studie wird gegenwärtig überprüft, ob man bei Hochrisikokindern (familiäre Belastung + Nachweis von IgE-Antikörpern gegen Nahrungsmittel) die drohende Sensibilisierung durch hohe Dosen von Inhalationsallergenen verhindern kann, indem man diese z.B. als Nasentropfen gibt.

9.1.2 Vermeidung allergiefördernder Faktoren (Adjuvantien)

Die zahlreichen in Frage kommenden Faktoren sind an anderer Stelle (s. S. 33f.) besprochen. Nur wenige der dort erwähnten Beobachtungen sind allerdings so gesichert, daß eine sinnvolle Strategie für Vorbeugungsmaßnahmen daraus abgeleitet werden könnte. Eine wichtige Ausnahme ist das Rauchen. Hier gibt es überzeugende Hinweise darauf, daß das Rauchen der Mutter bereits in der Schwangerschaft das Risiko einer späteren Allergie des Kindes erhöht. Erst recht gilt dies für die Zeit nach der Geburt (für Mutter und Vater!). In dieser Phase wird sowohl die Häufigkeit als auch der Schweregrad eines späteren Asthmas gefördert.

Noch unklar ist die Rolle von Infektionen im frühesten Kindesalter. Die Mehrzahl der Beobachtungen und Untersuchungen spricht dafür, daß frühe Infektionen das Immunsystem mehr in Richtung Abwehr (Th1, s. S. 15) programmieren, weniger hingegen für Allergien (Th2). Unklar ist, ob dies für alle Infektionen in diesem Zeitraum gilt oder nur für bestimmte Erreger, ob nur allergische Reaktionen des entzündeten Organs (z.B. Lunge) verhindert werden können oder Allergien ganz allgemein. Tierexperimentelle Untersuchungen sprechen dafür, daß ein ähnlicher Effekt durch Impfungen wohl nicht zu erreichen ist. Unabhängig von den noch offenen grundsätzlichen Fragen werden so diese Hinweise kaum für Präventionsmaßnahmen geeignet sein.

9.1.3 Primäre Prävention in späterem Lebensalter

Bei den bereits bestehenden ungeklärten Problemen im frühen Kindesalter ist es verständlich, daß diese später noch ansteigen. Dabei gibt es kritische Situationen, die auch ein entsprechendes Handeln erfordern. Unter diesen nimmt die Berufswahl eine Sonderstellung ein, geht sie doch nicht selten mit besonders intensiven und anhaltenden Allergenkontakten einher, die bei Disponierten eine Sensibilisierung „erzwingen“ können. Auch die Berufsgenossenschaften haben diese Problematik erkannt und drängen auf eine spezielle Beratung von Allergikern bzw. Allergiegefährdeten. Zu solchen Eignungsuntersuchungen gehören

- die eingehende Erfassung der familiären Belastung,
- Hinweise auf Allergien oder andere bedeutsame Erkrankungen (Hauterkrankungen, Asthma) in der eigenen Vorgeschichte.

Bei entsprechenden Hinweisen sollten besonders gefährdende Berufe gemieden werden.

Von einer „Testung auf Verdacht“ mit typischen Berufsallergenen ist man abgekommen, da sie meist keine eindeutigen Aussagen erlaubt. Besser ist dann schon eine vorübergehende probeweise Tätigkeit am angestrebten Arbeitsplatz (Urlaubseinsatz, Praktikum). In manchen gutgeführten Reha-Einrichtungen bestehen spezielle Bereiche für die Berufserkundung.

Bewerber mit *Hauterkrankungen* (atopische Dermatitis, Ekzem) sollten Berufe meiden, durch die Kontakt zu bereits bekannten Allergenen, aber auch andere Belastungen der Haut zu erwarten sind, z.B. Friseure, Metallarbeiter und verwandte Berufe, Maler, Tätigkeiten in der Gummiindustrie, Gärtnereitätigkeiten, Pflegeberufe. Bei chronischen *Atemwegserkrankungen* gilt gleiches für getreideverarbeitende Berufe (Mühlen, Bäckereien, Konditoreien usw.), Tischlereien und andere holzverarbeitende Berufe, landwirtschaftliche Berufe mit engen Kontakten zu Tieren oder landwirtschaftlichen Produkten, Friseure, chemische Berufe mit Kontakten zu Reizstoffen u.a.m. Günstiger sind – für beide Gruppen – Bürotätigkeiten, pädagogische Berufe, Berufe im sozialen oder medizinischen Bereich (ohne spezielle Expositionsrisiken), ausgewählte Handwerkerberufe (Feinmechaniker, Optiker, Elektroniker u.ä.).

9.2 Sekundäre Prävention

Selbst wenn eine Allergie bereits zu klinischen Erscheinungen führte, gilt die Regel, daß jeder weitere Allergenkontakt weitestgehend zu vermeiden ist. Die Erfolge sind hier wesentlich überzeugender als bei der primären Prävention. Die Maßnahmen sind bei den einzelnen Allergenen (s. S. 69 ff.) erläutert. Je nach Art der Sensibilisierungen sollten sie einbeziehen:

- Inhalationsallergene: z. B. Hausstaubmilbe, Haustiere, Schimmelpilze, Berufsallergene,
- Nahrungsmittelallergene: z. B. Hühnerei, Kuhmilch, Fisch, Nüsse,
- Kontaktallergene,
- Arzneimittel.

Die Situation ist einfacher als bei der primären Prävention, da die maßgeblichen Allergene durch eine gründliche allergologische Diagnostik identifiziert werden können und keine Karenz „auf Verdacht“ erfolgt. Dennoch kann die Karenz im konkreten Fall erhebliche Probleme aufwerfen, wenn die Wohnung oder der Wohnort gewechselt werden muß, wenn der Beruf aufzugeben ist, wenn weitverbreitete und nichtdeklarierte Nahrungsmittelallergene das Essen in Restaurants o.ä. unmöglich machen. Dennoch ist die Karenz jeder medikamentösen Therapie überlegen – wenn sie rechtzeitig, d.h. vor nicht rückbildungsfähigen Folgen der allergischen Erkrankung, veranlaßt wird. Deshalb ist die rechtzeitige und richtige Diagnose so wichtig und sollte so bald wie möglich der Rat des erfahrenen Allergologen gesucht werden

Auch hier spielen berufliche Kontakte eine wichtige Rolle. Nach den gesetzlichen Bestimmungen können als berufsbedingt anerkannt werden:

- allergische (oder durch Reizstoffe) ausgelöste Erkrankungen der Atemwege,
- allergische Hauterkrankungen,
- allergische Alveolitis (s. S. 44f.)

sowie einige spezielle Erkrankungen. Wird eine solche Erkrankung festgestellt, die zur Aufgabe der auslösenden Tätigkeit führte und die Erwerbsfähigkeit nachweislich (meist mindestens um 20%) reduziert, wird der Betroffene durch Umschulungsmaßnahmen (neben einer evtl. Rente) unterstützt. Auch wenn die Aufgabe des Berufes (z.B. in der eigenen Bäckerei) erhebliche Probleme auslöst, sollte dieser Schritt so früh wie möglich erfolgen, um bleibende Schäden zu vermeiden.

Unter den therapeutischen Maßnahmen ist nur die Hyposensibilisierung im Sinne der sekundären Prävention wirksam. Bei sachgerechter Indikationsstellung und Durchführung kann sie die Überempfindlichkeit gegenüber dem betreffenden Allergen verringern oder vollständig beseitigen, mit entsprechender Besserung der klinischen Erscheinungen. Unter der erfolgreichen Hyposensibilisierung kann beim allergischen Asthma die Entzündung der Bronchien abklingen und damit auch die Überempfindlichkeit gegenüber unspezifischen Reizen (Rauch, Staub usw.). Der Effekt der Hyposensibilisierung ist spezifisch.

Eine Behandlung mit Bienengift hat keinen Einfluß z.B. auf eine Gräserpollenallergie. Erste Hinweise, daß eine rechtzeitige und erfolgreiche Hyposensibilisierung weitere Sensibilisierungen verhindern kann, bedürfen noch der kritischen Überprüfung.

Die wesentlichen Möglichkeiten der primären und sekundären Prävention sind in der Tab. 9 zusammengefaßt.

Tab. 9: Empfehlungen für primäre und sekundäre Prävention (aus dem Weißbuch für allergische Erkrankungen)

- Ausschließliches Stillen für mindestens 4–6 Monate (ohne Beikost!). Dies ist auch vorteilhaft, wenn kein allergisches Risiko vorliegt! Evtl. kann diese Allergenvermeidung durch entsprechende Ernährung bis zum Ende des ersten Lebensjahres ausgedehnt werden.
- Sorge für Allergenarmut in der häuslichen Umgebung: trockene, saubere, gut durchlüftete Wohnung, rechtzeitiges Abschaffen von Haustieren, Maßnahmen zur Vermeidung bzw. Verringerung des Befalles durch Hausstaubmilben.
- Vermeidung des Rauchens während der Schwangerschaft sowie nach der Geburt.
- Bei Verdacht auf eine Allergie rechtzeitige Klärung mit dem Ziel, weiteren Allergenkontakt zu meiden bzw. ein Hyposensibilisierung einzuleiten.

9.3 Tertiäre Prävention

Hierher gehören alle medikamentösen Maßnahmen, deren Hauptziel die Beseitigung der für den weiteren Verlauf so entscheidenden Entzündung ist sowie die Linderung der Beschwerden (Atemnot, Juckreiz usw.). Unter Umständen von gleicher Bedeutung ist die Schulung der Patienten, wie sie mit ihrer inzwischen chronischen Erkrankung umgehen können. In diesem Sinne sind Selbsthilfeorganisationen sehr wichtig.

Glossar

Allergen: Stoff aus der Umwelt, der eine allergische Reaktion auslösen kann (z.B. Pollen, Hausstaubmilbe, Insektengift).

Allergenkarenz: Vermeidung des Kontaktes mit Allergenen.

Allergie: Überschießende Reaktionsbereitschaft gegenüber Bestandteilen der Umwelt auf immunologischer Basis (vermittelt durch Antikörper oder Lymphozyten). Bei erneutem Allergenkontakt kann es zur allergischen Krankheit kommen.

Allergologe: Arzt mit speziellen, durch zusätzliche Fortbildung erworbenen Kenntnissen auf dem Gebiet der Allergologie.

Allergologie: Lehre von den allergischen Sensibilisierungen und Erkrankungen.

Anaphylaxie: Allgemeine allergische Reaktion mit Beteiligung des Kreislaufes (anaphylaktischer Schock).

Antigen: Substanz, die in der Lage ist, das Immunsystem spezifisch zu aktivieren. Führt dies zu einer Allergie bzw. allergischen Krankheit, spricht man von Allergen.

Antigenpräsentierende Zellen (APC): Spezielle Zellen, die durch Präsentation von Teilen eingedrungener Antigene gegenüber den eigentlichen Immunzellen die Immunantwort einleiten.

Antihistaminika: Substanzen, die Histaminrezeptoren blockieren und dadurch bestimmte allergische Erscheinungen verhindern (z.B. Heuschnupfen).

Antikörper: Abwehrstoff, der vom Immunsystem als Reaktion auf eingedrungene Antigene produziert wird.

Asthma bronchiale: Meist anfallsweise auftretende Atemnot durch Verengung der Bronchien, ist – oft, aber keineswegs immer – allergisch bedingt.

Atopie: Zusammenfassender Begriff für die Bereitschaft, an (IgE-vermittelten) Allergien zu erkranken (z.B. Rhinitis, Asthma, atopische Dermatitis, Nahrungsmittelallergie). Er drückt vor allem die vererbte Bereitschaft aus.

B-Lymphozyten: Spezielle Form weißer Blutkörperchen, die für die Produktion von Antikörpern maßgeblich sind.

Diagnostik: Alle Untersuchungsmöglichkeiten, die in der Lage sind, die Art und Ursache einer Erkrankung (hier einer allergischen Erkrankung) zu klären.

Ekzem: Allergische Hautentzündung, die durch unmittelbaren Allergenkontakt verursacht und durch T-Lymphozyten ausgelöst wird.

Histamin: Botenstoff, der vor allem in der Frühphase der allergischen Reaktion freigesetzt wird und wesentlich – aber nicht allein – für die klinischen Erscheinungen verantwortlich ist.

Hyposensibilisierung: Behandlungsmethode, bei der der Organismus durch Zufuhr steigender Dosen des Allergens unempfindlich gemacht wird. Gleichbedeutend mit Desensibilisierung und spezifischer Immuntherapie.

IgE [Immunglobulin E]: Spezielle Form von Antikörpern, die gewisse Abwehrfunktionen haben, beim Allergiker aber verstärkt produziert und dadurch zur Krankheitsursache werden.

Immunsystem: Spezialisiertes System für die Abwehr körperfremder Strukturen (z. B. Krankheitserreger oder Tumorzellen). Durch Fehlprogrammierung kann es auch krankheitsauslösend (Allergien, Autoimmunkrankheiten) wirken.

Immuntherapie, spezifische: s. Hyposensibilisierung.

Intrakutan-Test: Nachweis einer allergischen Sensibilisierung durch Injektion geringer Allergenmengen in die Haut.

Konjunktivitis: Entzündung der Bindehaut des Auges.

Kortikoide: auch Kortikosteroide: Hormonpräparate auf der Basis des körpereigenen Kortisons mit besonders starken entzündungshemmenden Effekten.

Kreuzreaktion: Von einer Kreuzreaktion spricht man, wenn zwei oder mehr Allergene teilweise identische Strukturen aufweisen. Dies kann dazu führen, daß die Substanz A (z. B. Birkenpollen) zur Sensibilisierung führt und dadurch eine Substanz B (z. B. Apfel) nicht vertragen wird.

Läppchentest: Untersuchungsmethode zum Nachweis einer Kontaktallergie. Das Allergen wird mit Hilfe eines Läppchens auf die Haut aufgebracht und beurteilt, ob es innerhalb von 1–2 Tagen zu einer Reaktion kommt.

Lymphozyten: Spezielle weiße Blutkörperchen, die die zentrale Rolle im Immunsystem spielen.

Mediator: Botenstoff, der Aktivierungsvorgänge von Zellen auf andere Zellen oder die Umgebung überträgt. Bei Allergien sind die Mediatoren die entscheidenden Faktoren für die Auslösung der allergischen Erscheinungen.

Phagozyten: Freßzellen in Blut und Geweben, die eingedrungene fremde Substanzen aufnehmen und verdauen. Ihre Abwehrkapazität ist jedoch beschränkt.

Prick-Test: Spezieller Hauttest, bei dem das Allergen durch vorsichtiges Anritzen der oberen Hautschichten in die Haut gebracht und eine evtl. Allergie nachgewiesen werden kann.

Pseudoallergie: Klinische Symptome, die denen von allergischen Erkrankungen entsprechen, die aber nicht durch eine immunologische Reaktion ausgelöst wurden (z. B. manche Arznei- und Nahrungsmittelunverträglichkeiten).

RAST: Radio-Allergo-Sorbent-Test. Erste Nachweismethode der für die häufigsten Allergien verantwortlichen IgE-Antikörper im Labor. Inzwischen sind einfachere Methoden im Gebrauch, die Bezeichnung RAST wurde aber oft beibehalten.

Rhinitis: Entzündung der Nasenschleimhaut (Schnupfen). Sie kann auch durch Infektionen oder andere nichtallergische Reaktionen ausgelöst sein.

Sensibilisierung: Oberbegriff für alle immunologischen Mechanismen, die entweder zur Produktion von speziellen Antikörpern oder zur Vermehrung spezifisch reaktionsfähiger T-Lymphozyten führen. Am Ende des Sensibilisierungsprozesses ist der Allergiker nicht krank. Erneuter Allergenkontakt kann jedoch zum Ausbruch der allergischen Krankheit führen.

T-Lymphozyten: Spezieller Teil der Lymphozyten, der sowohl für die Sensibilisierung (T-Helfer-Zellen) wie auch für Abwehrfunktionen entscheidend ist (T-Effektor-Zellen). T-Lymphozyten sind maßgeblich an den allergischen Reaktionen des Typs IV beteiligt.

Überempfindlichkeit: Allgemeine Bezeichnung für eine verstärkte Reaktionsbereitschaft, die nicht notwendigerweise eine Allergie sein muß.

Zytokine: Spezielle Gruppe von Botenstoffen, die vor allem für die Informationsübertragung von Zelle zu Zelle wichtig ist.

Wichtige Adressen

Deutschland

Ärzteverband Deutscher
Allergologen (ÄDA)
63303 Dreieich
Tel. 06103 / 6 36 57
Fax 06103 / 6 76 74

Allergie-Dokumentations- und
Informations-Zentrum (ADIZ)
Burgstr. 12
33175 Bad Lippspringe
Tel. 05252 / 95 45 00

Arbeitsgemeinschaft
allergiekrankes Kind –
Hilfen für Kinder mit Asthma,
Ekzem oder Heuschnupfen e.V.
(AAK)
Hauptstr. 29
35745 Herborn
Tel. 02772 / 92 87 30

Deutsche Hilfsorganisation
Allergie- und Asthma e.V. (DHAA)
Gesundheitsberatung
Bonusstr. 32
21079 Hamburg
Tel. 040 / 7 63 13 22

Deutsche Atemwegsliga e.V.
Burgstr. 12
33175 Bad Lippspringe
Tel. 05252 / 95 45 05

Deutsche Haut- und Allergiehilfe
e.V.
Fontanestr. 14
53173 Bonn
Tel. 0228 / 35 10 91

Deutscher Allergie- und Asthma-
Bund e.V. (DAAB)
Hindenburgstr. 110
41061 Mönchengladbach
Tel. 02161 / 81 49 40
Internet. http://www.daab.de

Deutscher Neurodermitikerbund
e.V.
Spaldingstr. 210
20097 Hamburg
Tel. 040 / 23 08 10
Pollenflugvorhersage
des Deutschen Wetterdienstes
(Generalansage)
Tel. 0190 / 11 54 80

Stiftung Deutscher
Polleninformationsdienst
Burgstr. 12
33175 Bad Lippspringe
Tel. 05252 / 93 12 03

Österreich

Asthma-Allergie-SHG
Zemannstr. 14/1
A-4240 Freistadt

Europäische Polenflugdienst
HNO-Universitätsklinik
Währinger Gürtel 18–20
A-0190 Wien
Tel. 01 / 40 40 00

Ostösterreichische Asthma und Allergie SHG
Stechergasse 39
A-4020 Linz
Tel. 0732 / 34 14 31

Salzburger Patientenforum – Asthma SHG
Faberstr. 19–23
A-5024 Salzburg
Tel. 0662 / 8 88 92 58

Selbsthilfeverein für Asthma- und Atemwegserkrankte
Pitzelstättenweg 53
A-9061 Klagenfurt

SHG für Asthma und Allergie
LKH Gmundnerberg
A-4813 Altmünster
Tel: 07612 / 8 88 11

Schweiz

Schweizerische Elternvereinigung asthma- und allergiekranker Kinder (SEAAK)
Schaufelgrabenweg 28
CH-3033 Wohlen
Tel. 031 / 829 - 00 42

Verein ATOPS
PF 833
CH-4153 Reinach
Tel. 061 / 712 - 00 42

Vereinigung „Das Band"
Gryphenhübeliweg 40
CH-3000 Bern 6
Tel. 031 / 352 - 11 38

Literaturhinweise

Für interessierte Laien

Behr-Völtzer, C., H. Hamm, F. Vieluf und J. Ring (Hrsg.), Diät bei Nahrungsmittelallergie und -intoleranz. Stuttgart: Urban und Vogel, 1999

Fuchs, E., Allergie – was tun? Ein Experte berät. München: Piper Verlag, 1992

Ring, J., und A. von Zumbusch, Neurodermitis. Ursachen und Therapien. München: C.H.Beck Verlag, 2000

Rueff, F., G. Kruse und V. Schaeffler, Nahrungsmittelallergien und -intoleranzen. Multimediales Informationssystem für Ernährungsfragen und Lebensmittelauswahl. München: MAT Medizinische Telematik-Anwendungen GmbH, 1999 (CD)

Simon, H.-U., Asthma. Ursachen und Therapie. München: C.H.Beck Verlag, 1998

Slapke, J., Asthma und Allergie. Ein Ratgeber für Patienten. Berlin: Verlag Gesundheit, 1990

White Paper on Allergy in Europe. Bruxelles: UCB, 1997

Lehrbücher

Bachert, C., B. Kardoff und C. Virchow, Allergische Erkrankungen in der Praxis. Bremen: Uni-Med Verlag, 1999

Heppt, W., R. Renz und M. Röcken (Hrsg.), Allergologie. Berlin: Springer Verlag, 1998

Klimek, L., H. R. Riechelmann, J. Saloga, W. Mann und J. Knop, Allergologie und Umweltmedizin. Stuttgart: Schattauer-Verlag, 1997

Mygind, N., R. Dahl, S. Pedersen und K. Thestrup-Pedersen, Allergologie. Textbuch und Farbatlas. Wien: Blackwell Wissenschafts-Verlag, 1998

Register